与肿瘤面对面

48 例肿瘤患者的
治疗经历及专家科普

张国君　主编

U0278341

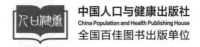

中国人口与健康出版社
China Population and Health Publishing House
全国百佳图书出版单位

图书在版编目（CIP）数据

与肿瘤面对面 : 48 例肿瘤患者的治疗经历及专家科普 / 张国君主编 . — 北京 : 中国人口与健康出版社， 2025. 3. — ISBN 978-7-5238-0273-1

Ⅰ . R73-49

中国国家版本馆 CIP 数据核字第 20252XF241 号

与肿瘤面对面：48 例肿瘤患者的治疗经历及专家科普

YU ZHONGLIU MIANDUIMIAN: 48 LI ZHONGLIU HUANZHE DE ZHILIAO JINGLI JI ZHUANJIA KEPU

张国君　主编

责 任 编 辑	刘继娟
责 任 设 计	侯　铮
责 任 印 制	王艳如　任伟英
出 版 发 行	中国人口与健康出版社
印　　　刷	中煤（北京）印务有限公司
开　　　本	710 毫米 ×1000 毫米 1/16
印　　　张	14.25
字　　　数	175 千字
版　　　次	2025 年 3 月第 1 版
印　　　次	2025 年 3 月第 1 次印刷
书　　　号	ISBN 978-7-5238-0273-1
定　　　价	59.80 元

微 信 ID	中国人口与健康出版社		
图 书 订 购	中国人口与健康出版社天猫旗舰店		
新 浪 微 博	@ 中国人口与健康出版社		
电 子 信 箱	rkcbs@126.com		
总编室电话	（010）83519392	发行部电话	（010）83557247
办公室电话	（010）83519400	网销部电话	（010）83530809
传　　　真	（010）83519400		
地　　　址	北京市海淀区交大东路甲 36 号		
邮　　　编	100044		

编 委 会

序一

在这个充满变化、挑战的时代，人类对健康的关注和追求比以往任何时候都要强烈。肿瘤，这个在医学上被称为"癌症"的恶魔，以其多样性和不可预测性，给患者及其家庭带来无尽的痛苦与困扰，在这背后，还隐藏着对生命和健康无尽的渴望和向往。因此，了解肿瘤、认识肿瘤、对抗肿瘤，已不仅是医学界的责任，更是每一个人不可推卸的使命。

肿瘤虽被冠以"魔王"之名，但人类从未放弃过与它的抗争。作为一名在肿瘤领域耕耘多年的医生，我见证过太多与肿瘤抗争的故事。患者中，有的面对病魔从不言弃，有的则在绝望中挣扎，他们的每一个眼神、每一次叹息都让人揪心不已。也正是这些真实而深刻的故事，让我更加坚信：在与肿瘤的较量中，人类从未退缩，也永远不会退缩。

今天，有幸向大家推荐这本由张国君教授主编的《与肿瘤面对面——48例肿瘤患者的治疗经历及专家科普》，它不仅是一本医学书籍，更是一本关于生命、关于勇气、关于希望的宣言。

其中，你将看到一个个患者真实且深刻的故事，讲述了他们从诊断到治疗过程中的艰辛历程，更展现了他们在心理、情感及生活各方面所面临的挑战与抉择。他们的经历虽然不同，但展现的惊人勇气与坚韧却异常相似。这些星星点点的信心，最终汇聚成了战胜病魔的强大动力。

本书还巧妙地采用了患者故事加医生科普的形式，补充了关键的医学信息，并提供了如何应对的实用建议，为我们呈现了一个全面而深入的视角来观察和理解肿瘤这一复杂疾病。

希望通过这些基于事实的故事和专业的解读，激发读者对自身及家人健康的关注，增强公众对肿瘤早期预防、诊断和治疗的认识。

《与肿瘤面对面——48 例肿瘤患者的治疗经历及专家科普》这本书以其独特的视角、深入的内容、人文关怀的力量以及专业的学术背景，让我们更加深入地了解肿瘤这一复杂疾病的同时，也让我们看到了人类在面对疾病时所展现出的坚韧与勇气。愿每一位读者都能从中汲取勇气与力量，为自己和家人的健康保驾护航，共同迎接更加美好的明天。

中国抗癌协会理事长

中国工程院院士

美国医学科学院外籍院士

法国医学科学院外籍院士

2024 年 10 月 11 日

序二
生命的力量与希望的光辉

作为一名深耕肿瘤领域 30 多年的医者，我的职业生涯里遇到过无数与癌症抗争的人和故事。这些人与故事不仅是关于疾病本身的，更是关于人性、勇气和希望的。在这些人与故事的背后，我也经常感受到一种无形的力量在激励我不断前行。这无形的力量，一方面源于对医学新领域的不懈追求和突破，我与同行们肩并肩，共同面对肿瘤带来的挑战，每一次小小的进步，都如同一剂强心针，为我们注入信心，激励我们勇往直前；另一方面，这种力量也来自患者们面对疾病时所表现出的非凡勇气和顽强生命力，他们在逆境中展现出来的坚韧和对希望的执着追求，深深触动了我，成为我攀登医学高峰的不竭动力，事实上，这也恰恰是生命的力量。

本书以肿瘤患者的亲身经历为主线，以第一人称的视角和叙述方式，让读者能够身临其境地感受每位患者在与癌症斗争过程中的心路历程。从最初发现病症并获得确诊的不安，到接受治疗过程中的种种挑战，再到治愈后的心灵释放，呈现给读者一个真实而全面的生命斗争画面。读者也可以近距离复现患者与疾病抗争的瞬间，从疾病的初期征兆与诊断，到治疗过程中的起伏波折，再到康复后的喜悦与释放，每一个细节都被精心描绘，构成了一幅幅生动而真实的生命图景。

同时，本书还结合了来自医生的专业视角，对每个病例进行了深入浅出的解析，不仅解释了疾病的本质和治疗方法，还提供了关键的健康信息和预防策略，以增强公众的健康意识和自我保健、预防能力。

通过再现这些案例，并配以既专业可靠又通俗易懂的解析，我们真诚地希望，本书能成为一盏指引之灯，照亮那些在与肿瘤抗争中寻找希望和力量的人们，教会他们如何在逆境中绽放光芒，我们也期望本书能激励读者面对生活中的困难和挑战，同时更加珍惜健康和生活的每一刻。

最后，我们也期待这本书能够提高社会对健康问题的关注，推广科学的预防措施及健康的生活方式，共同努力降低癌症等严重疾病的发病率。让我们一起携手前进，为所有人创造一个更加健康和充满希望的未来。

张国君

北京大学肿瘤医院云南医院

云南省肿瘤医院

昆明医科大学第三附属医院

目 录
Contents

1

肺癌篇

从绝望到奇迹，我与肺癌同行的第十一个夏天

今年是我确诊肺癌后的第 11 年，也是我患病以来的第 11 个夏天。直到今日，我身边的亲人和朋友都认为我从生病到康复的过程是一个奇迹。

还记得 2013 年 10 月，当我在体检报告上看到"右肺占位转移待排"这几个字后，我的脑袋一片空白。尽管我对这种病一无所知，但我当时就想：我一定不能死！随后我在省级肿瘤专科医院接受了右肺结节切除手术。手术后，医生告诉我这是肺癌晚期，伴有胸膜转移，并建议我回家休养 3 周再来接受化疗，但我拒绝了化疗。

2018 年 5 月，我在感冒后开始出现进行性加重的呼吸困难，经过多次转诊，我回到了肿瘤医院。那时的我吃不下东西，说话都感到费力，甚至连起床这样简单的动作也无法自己独立完成。涂医生查看了我的情况，给我开了改善食欲的药物，同时进行了胸腔积液穿刺引流及其他一系列治疗。在这期间，还发生了一件令人惊喜的事情：我的肺癌基因检测结果显示 ALK 融合阳性，这是非常罕见的"钻石突变"，这意味着癌细胞对靶向药敏感。于是江主任和涂医生为我制定了使用靶向药的治疗方案。开始靶向治疗后，我的饮食和体能逐渐恢复，胸腔积液也得到了有效控制。

2019 年 10 月，在我服用第一代靶向药物进行治疗的第 17 个月，复

查头颅核磁共振时发现发生了肺癌脑转移，显示病情有所进展。江主任果断决定改用第二代靶向药物治疗。这次的治疗效果非常好，仅一个半月后的核磁共振复查结果就显示脑部的转移灶已经完全消失。此时的我，无论是体能还是心态，都已经恢复得和正常人无异。

2020年12月，我突然出现了严重的腹痛，完全无法进食，反复出现恶心和呕吐，甚至无法排便。再次住院期间，通过腹部核磁共振检查发现在我的腹膜出现了肿瘤转移，病情再次进展，还伴有肠梗阻。这说明癌细胞对第二代靶向药也产生了耐药性，坏消息接踵而至，但在家人的支持和鼓励下，我不想放弃，哪怕只有一线希望，我也愿意继续尝试治疗。江主任带领治疗组做出了大胆的决定，尝试使用第三代靶向药物治疗。2021年初，第三代 ALK 抑制剂在国内还没有上市，在全家人的大力支持下，几经波折我终于买到了第三代靶向药。服药的当天晚上，我的腹痛逐渐缓解，随后饮食也逐渐恢复。经历了极度困境后，我再一次重新回到了正常人的生活。

现在的我不再为这个病伤心难过，关于未来我也不曾仔细想过。当下很好，如果癌细胞哪一天又产生了耐药性，那就又是时候去医院了。但我会积极配合医生，能治疗就尽量治疗；如果不能治愈也没有关系，只要尽力就好。

对于病友，我想说一定要好好吃饭、好好休息，遵医嘱，对生活要保持热情。当身体出现不适时，及时调整心情，走出去散散步或者听听音乐。内心一定要坚定，拥有好的心态才能获得更好的治疗效果。

专家科普

涂长玲副主任医师：该病例是恶性肿瘤精准靶向治疗的典范。基因检测的精准分析，一、二、三代靶向药物的规范使用，治疗团队敢于创新的精神和患者及家属的通力配合缺一不可。另外，三代靶向药物进入医保，从而降低患者经济负担也是成功的关键因素。该病例充分体现了晚期肺癌慢性病化时代的先进诊治水平。

江波主任医师： 站在宏观的角度来看，这个患者只是众多晚期肺癌靶向治疗成功患者的一个代表而已，然而作为患者的主诊医师，我却在 6 年的诊疗过程中经历了无数次的悲喜交织！我作为参与治疗全过程的医生有三点体会：第一，患者的信任。这需要医生与患者和家属在患者确诊时、治疗选择时、每一次病情变化时、出现不良反应时和疗效评价时反反复复地交流沟通才能逐渐建立起来。第二，医生的专业水平和人文修养。对于晚期肺癌患者来说，首次治疗和全程化的管理至关重要！医生需要不断学习并掌握专业知识和最新进展，在每一次患者需要时都能给出规范合理的治疗建议。同时还要有同理心，让治疗变得有温度，这样才能让患者对治疗充满信心，对生活积极乐观，对医生更加信赖。第三，科学技术和新药临床试验的发展。一方面，基因检测技术的发展和普及让晚期肺癌实现了"慢病化"；另一方面，新药的研发、临床试验和上市的加速推进，让患者有药可寻。这位患者无疑是幸运的，在治疗的每一个阶段都有药可选，并且每一种药物都疗效显著！

针对大众有三点防治建议： 首先，重视定期体检。体检能发现一些较早期的疾病，及时治疗会改善预后。其次，选择专业的医院和医生。如果你不幸发现了问题，那么选择专业的医院和医生是至关重要的，这个选择决定了你的生存！任何一个医生都不可能做到全科。最后，积极调整心态，相信科学的力量。近几年随着国家的重视和科学的发展，大部分恶性肿瘤的诊治水平得到了极大的提高，"慢病化"趋势也日益显现。

专家简介

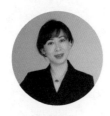

涂长玲

北京大学肿瘤医院云南医院 云南省肿瘤医院 昆明医科大学第三附属医院干部医疗科副主任，肿瘤学博士，副主任医师，硕士研究生导师。

社会任职：

中国人体健康科技促进会肿瘤化疗专业委员会 委员

云南省老年学学会肿瘤分会 委员

云南省抗癌协会临床肿瘤学协会专业委员会 委员

云南省预防医学会肺癌专业委员会 委员

云南省抗癌协会老年肿瘤专业委员会 委员

云南省医师协会临床精准医疗专业委员会 委员

云南省转化医学学会中西医结合肿瘤分会 委员

从事肿瘤内科临床工作 20 余年，擅长肿瘤内科常见病的诊治，主要致力于对肺癌、结直肠癌的化疗、靶向及免疫治疗。近年来在国内外期刊发表专业论文 20 余篇，其中 SCI 论文 5 篇，主持及参与省部级科研项目 10 余项。

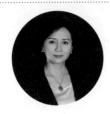

江波

北京大学肿瘤医院云南医院 云南省肿瘤医院 昆明医科大学第三附属医院干部医疗科副主任，医学硕士，主任医师，硕士研究生导师。

社会任职：

中国临床肿瘤学会（CSCO）理事

中国南方肿瘤临床研究协会（CSWOG）肺癌专业委员会 委员

云南省预防医学会肺癌专业委员会 副主任委员

云南省抗癌协会临床肿瘤学协作专业委员会 副主任委员

云南省老年学学会肿瘤分会 副主任委员

云南省肺癌防治协会 理事

云南省转化医学学会 理事

中国西部肺癌研究协作中心云南分中心 副秘书长

中国肺癌防治联盟云南省分盟 委员

主要研究方向：肺癌的化疗、靶向治疗、免疫治疗及其转化医学的研究。

专业技术：以第一作者、通讯作者发表学术论文 30 余篇，其中 SCI 论文 6 篇，主持及参与省部级课题 9 项，编写专著 2 部。

道阻且长，行则将至
——一位肺癌患者的生命续章

编前按

> 手术刀光一闪，誓斩癌魔，重启生机之门；
>
> 肺癌术后，若风云再起，复发之影悄然降临，治疗之路再启。
>
> 放化疗如光影交错，织就希望之网，力图扼制病魔蔓延；
>
> 而靶向治疗，则似密钥解锁基因密码，精准狙击，让生命之树重焕新绿。
>
> 每条路径，皆是生命之舞，演绎不屈与希望。

今天，让我们听听云南省肿瘤医院放射治疗科夏耀雄教授分享的一位老年男性肺癌患者的故事。这位患者通过多学科诊疗，与肺癌病魔展开了一场漫长而艰辛的斗争。

虽历风雨，心向阳光，生命之舟再启航

2017年3月，一位即将步入安逸退休生活的李先生，右胸若有若无的疼痛，如同不速之客，打破了平静的日常。胸部CT检查提示右肺下叶背段软组织占位，大小63毫米×52毫米，考虑为肺癌。那一刻，他仿佛置身于冰冷的黑暗中，无助与恐惧交织于心头。然而，生活并没有给他沉溺与悲伤的时间，紧迫的治疗随即展开。经过云南省肿瘤医院多学科团队讨

论，2017年4月，李先生接受了右侧肺癌根治手术，术后病理显示右肺差分化癌，未见淋巴结转移，术后分期pT4N0M0，IIIA期。手术后未见淋巴结转移，这不幸中的万幸让李先生的内心充满了对生的渴望，手术后，他坦然接受了内科医生给予的四个周期的化疗。

肿瘤复发，病情晚期，多学科携手克难关

术后定期复查的一年里，当李先生以为曙光初现时，病魔却再次向他发起了猛烈的攻击。2018年3月复诊，PET/CT提示考虑肿瘤复发。多学科团队再次进行了诊疗分析，建议他同期进行放化疗。于是，李先生转到放疗科，接受放射治疗，同期进行化疗。2018年12月，复查MRI考虑为肺癌脑转移。第三次多学科讨论后建议给予李先生三线化疗+抗血管生成治疗，化疗间歇期给予头部立体定向放疗。李先生接受化疗+头部立体定向放疗后，头部病灶消失，肺部和肝脏病灶减少、缩小，但由于化疗后IV度骨髓抑制，他没有继续接受全身化疗。

精准诊疗，靶向接力，生命之树重焕新绿

时间来到了2020年10月，李先生再次复查时，肺转移灶明显增大、增多，穿刺活检提示：考虑低分化腺癌，基因检测提示：EGFR基因exon 19缺失突变，多学科讨论后建议给予靶向治疗。靶向药物方便服用，没有化疗带来的恶心呕吐不适，多次复查肿瘤缩小，李先生对治疗恢复了信心，对生活再次充满了希望。

然而，治疗之路总是充满了坎坷，癌细胞耐药不可避免，靶向治疗之后，2021年8月复查提示肺部病灶进展，出现了新发病灶；头颅MRI提示考虑脑转移。病灶广泛，但不适合穿刺活检，外周血基因检测提示EGFR T790m突变，多学科讨论后建议停用一代靶向药物，更换为三代靶

向药物治疗。

"使用三代靶向药物治疗快两年了，病情一直稳定。"李先生满意地说，"能找到这家肿瘤医院，真是我这辈子最庆幸的事。虽然我的病情像坐过山车一样，经历了几次起伏，还经历了复发和转移这些难关，但幸运的是，这里的多学科团队就像是守护我的天使。每次在我最需要的时候，他们总能联手给我制定最合适的治疗方案，让我感觉特别安心。有了他们的帮助，我不仅赢得了更多的治疗时间，还能有力量继续陪伴家人、享受生活的美好，这对我来说，是最大的尊严和幸福。"

专家科普

多学科诊疗模式，正引领着肿瘤治疗的新篇章。通过集合胸外科、肿瘤内科、放疗科、影像科、病理科等多个学科的专业力量，实现对患者病情的全方位、多角度评估，在此基础上，医生们能够制定出更加科学、个性化的治疗方案，确保治疗策略与患者的具体病情、身体状况及治疗意愿高度契合。精准诊疗技术的引入，更是为肺癌治疗插上了翅膀。通过基因检测、分子诊断等先进手段，医生们能够深入探索癌细胞的生物学特征与分子变异，为治疗提供精准的靶点信息，这使得治疗能够更加直接、有效地作用于癌细胞，减少对正常组织的损伤，提高治疗效果。

上述病例的治疗经过，道路坎坷，但结局令人满意。患者积极配合，按期复查，及时就医；多学科诊疗、精准诊疗与靶向治疗的联合应用，正逐步将肺癌治疗转变为一种慢性病管理模式。通过持续监测患者的病情变化，及时调整治疗策略，我们能够有效控制病情进展，减少肿瘤复发与转移的风险，让患者能够长期生存并保持良好的生活质量。这一过程不仅体现了医疗科技的进步与人文关怀的结合，更是对肺癌患者生存希望的极大鼓舞，真正实现了肿瘤治疗的目标"既要让患者活得长，也要让患者活得好"。

专家简介

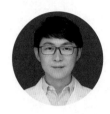

夏耀雄

博士

云南省肿瘤医院放疗科副主任，副主任医师，云南省医学后备人才，硕士研究生导师。

社会任职：

中华医学会放射肿瘤学分会青年学组　委员

中国抗癌协会放射肿瘤学分会　青年委员

中华医学会放射免疫学组　委员

中国健促会立体定向放射外科治疗专委会　常务委员

西部放射治疗协会　常务理事

西部放射治疗协会放射外科　常务委员

云南省医学会放射肿瘤学分会　副主任委员

云南省转化医学学会放射肿瘤学分会　主任委员

云南省乳腺癌质控专家委员会放疗组　组长

云南省老年肿瘤学会　委员

云南省肺癌防治协会分子靶向诊疗委员会　委员

云南省医院协会肿瘤医学专业委员会　委员、秘书

云南省抗癌协会肿瘤支持与康复治疗专委会　常务委员

　　主持省级课题 2 项，厅级课题 1 项；参与国自然课题 4 项，省重点课题 2 项；负责并参与多项多中心临床研究课题。以第一作者 / 通讯作者发表 SCI 论文 13 篇，主编专著 1 部，参编专著 10 余部。

科学治疗不惧肺癌，重获新生的力量

编前按

患者早期有一些咳嗽和咳痰症状，以为是普通感冒，随着症状越来越重，才开始重视，后到医院就诊，诊断为小细胞肺癌（中晚期）。患者在确诊初期经历了恐惧与绝望，随后便踏上了抗癌的征程，接受化疗、放疗等治疗方式，在治疗过程中承受着病情进展、药物不良反应等压力和痛苦，但在家人的陪伴和支持下，坚定了自己的信念，最终战胜病魔重获新生。

2022 年的春天，我迎来了生命中的一次巨大挑战。那时，我并未意识到，习以为常的咳嗽和咳痰背后隐藏着如此可怕的病魔——小细胞肺癌。我的生活，从那一刻起，被彻底改变了。

起初，我只是偶尔咳嗽，咳出的痰是白色的，并不太多。我以为只是普通的感冒或者支气管炎，便自行服用了一些止咳祛痰的药物，症状有所缓解后，我便没有过多在意。然而，随着时间的推移，我咳嗽的频率越来越高，于是我开始意识到问题的严重性。在家人的陪伴下，我来到了省肿瘤医院。经过一系列的检查，医生告诉我，我患的是右肺下叶小细胞癌，且病情已经发展到了中晚期。那一刻，我感到了前所未有的恐惧和绝望。但医生的话让我重新燃起了希望——我还有化疗的指征。

从 2022 年 7 月 9 日开始，我踏上了与癌症抗争的征程。我接受了免疫联合化疗，每个周期的治疗都让我感到身心疲惫，但每当我看到家人关切的眼神，便告诉自己不能放弃。幸运的是，经过化疗，我的肿瘤明显缩小了，治疗的不良反应也相对较小。这让我更加坚定了与癌症抗争的决心。为了巩固治疗效果，我开始了免疫单药的维持治疗。尽管过程艰辛，但看到病情的稳定，我觉得一切都是值得的。

2023 年 12 月 29 日，我的咳嗽症状突然加重，偶尔还会感到胸闷不适。复诊结果显示，我的病情出现了进展。这一突如其来的打击，再次让我感到恐慌和无助。但医生告诉我，我们还有新的治疗方案。

新一轮的化疗开始了，但这次的不良反应比以往都要严重。我出现了白细胞和血小板减少的情况。幸运的是，经过治疗，我的病情逐渐稳定下来。

2024 年 2 月 2 日，我再次接受了免疫化疗。复查结果显示，我的病灶有所缩小，并且这一次化疗后我没有再出现严重的骨髓抑制，这对我来说是一个巨大的鼓舞。我继续接受了免疫化疗。

回首这段抗癌之路，我深深地感受到了生命的脆弱和珍贵。但同时，我也看到了人类医学的发展和进步。在与癌症的斗争中，免疫化疗成为我最强大的武器，它让我看到了希望，也让我更加珍惜每一刻与家人共度的时光。

在与癌症的斗争中，我们不仅需要医学的支持和家人的陪伴，更需要我们自己的勇气和信念。我相信只要我们坚定信心、积极治疗，就一定能够战胜病魔，重获新生！

专家科普

小细胞肺癌（SCLC）是肺癌中较为恶性的一种类型，其特点是快速生长、早期转移和对化疗的初步敏感性。然而，由于其高度的侵袭性，大多数患者在确诊时已处于晚期，可选择的治疗手段相对有限。

免疫治疗作为小细胞肺癌治疗的新进展，已经取得了显著的突破。PD-1/PD-L1免疫检查点抑制剂在SCLC治疗中显示出了一定的疗效。例如，IMpower133研究显示，Atezolizumab联合化疗能够延长患者的无进展生存期和总生存期。此外，CASPIAN研究和KEYNOTE-604研究也分别证实了免疫治疗联合化疗在广泛期小细胞肺癌（ES-SCLC）一线治疗中的效果。

尽管免疫治疗为SCLC患者带来了新的希望，但治疗过程中的安全性问题也不容忽视。免疫治疗相关的不良事件需要被密切监测和管理。例如，在IMpower133研究中，Atezolizumab的中位治疗持续时间为4.7个月，且未发生新的安全性事件。

此外，放疗作为SCLC的重要治疗手段，与免疫治疗的联合使用可能具有协同效应，能够提高治疗效果。然而，如何优化免疫治疗与放疗的联合使用，以及如何为SCLC患者选择最佳的治疗方案，仍然是需要进一步研究的问题。

综上所述，免疫治疗为小细胞肺癌患者的治疗提供了新的选择，但其在临床上的应用仍需更多的研究来明确最佳的治疗策略和生物标志物，以实现更精准的治疗。

专家简介

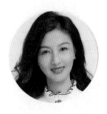

庄莉

云南省肿瘤医院姑息医学科/综合科主任，教授。

社会任职：

中国抗癌协会癌症康复与姑息治疗专委会 常委

中国抗癌协会肿瘤支持专委会骨髓保护学组 副组长

中国抗癌协会肿瘤心理专业委员会 委员

中国呼吸肿瘤协作组云南分会 副组长

云南省抗癌协会 理事

云南省转化医学会 理事

云南省抗癌协会癌症康复与姑息治疗专业委员会 主委

云南省转化医学学会肿瘤转移分会 主委

云南省转化医学学会胸部肿瘤分会 副主任委员

云南省肺癌防治协会分子靶向专委会 常委

云南省抗癌协会肿瘤精准治疗专委会 常委

云南省肺癌防治联盟 委员

云南省抗癌协会肺癌专业委员会 委员

云南省医师协会呼吸专业委员会 常委

两次癌症，一颗坚强的心

编前按

　　张先生，一位60岁的男性患者，体检时发现右肺上叶肿物，考虑为肺癌并做了手术，术后分期为IB期，术后做了4个周期的辅助化疗；时隔一年半，肝脏出现多个肿物，本以为是肺癌肝转移，然而肝脏肿物穿刺病检却提示为恶性程度很高的血管肉瘤，患者合并两种恶性肿瘤，这对他的心理造成了极大的打击。肝血管肉瘤通常对化疗不敏感，于是在化疗的基础上联合了微波消融治疗，虽然疗效好，然而随之而来的不良反应却增加了他的痛苦。我们配合埋针治疗来疏经通络、行气止痛，减轻患者全身骨痛；配合隔物灸治疗来温中健脾、和胃止呕，减轻患者消化道反应；配合穴位贴敷治疗来健脾益肾、益气生血，促进患者白细胞恢复，减轻乏力症状。目前，张先生的化疗还未完成，他还在勇敢地与癌症作斗争。然而，从他与家属乐观积极的态度来看，我相信他定能战胜癌症！

　　我是一名公安干警，长年奋战在公安一线，工作勤勤恳恳，任劳任怨，多年来屡获荣誉。然而，在2022年的常规健康检查中，医生告知我肺部长了肿块，高度怀疑为肺癌，建议我做手术治疗，这消息对我来说如同晴天霹雳，瞬间让我的世界笼罩在阴影中，内心充满了绝望，难以接受这个现实。我热爱运动，生活规律，为何偏偏是我患肺癌？家人不在身边时，我心情沉重、低落，甚至偷偷落泪。

　　然而，正是在这个艰难时刻，我得到了来自组织的关爱——领导们的坚定鼓励，同事、家人以及亲人们的支持与挂念。他们的支持汇聚成一股暖流，让我鼓起勇气接受了肺部手术。手术是在省肿瘤医院胸外科做的，手术前我非常紧张，毕竟这是我生平第一次上手术台。想起电视里演的手术画面：医生和护士忙碌的身影、心电监护仪发出的嘀嘀声、手术室消毒水的味道……我心里开始打鼓。幸运的是，医生和护士都非常和蔼，他们指导我躺在手术台上后，我闭上眼睛，心想睡一觉醒来一切都会好。手术非常成功，医生告诉我肿瘤已被完全切除，属于早期癌症，未发生扩散。

接下来要做的事就是术后化疗，让体内潜在残留的癌细胞无处遁形，减少以后肿瘤复发转移的机会。我为手术的成功感到高兴，同时也担心肿瘤复发。于是，我积极配合医生开展术后化疗。幸运的是，我的体质较好，顺利完成了术后 4 个周期的化疗，并未出现严重的恶心、呕吐或脱发。后来医生解释说，这些不良反应与化疗方案有关，并非所有化疗方案都会引起严重的恶心、呕吐或脱发。

步入复查阶段，我终于可以放松了。

然而，命运似乎并未停止对我的考验。在第五次复查时，新的问题来了，我的肝脏也长了很多个肿瘤。胸外科医生告诉我，结合 CT 和 MRI 检查结果，肝脏肿瘤是肺癌转移的可能性很大，并建议我转到内科进一步治疗。于是，我转到了中西医结合科接受治疗。

在医生的安排下，我做了超声引导下肝脏肿物穿刺，病检提示血管肉瘤可能，但尚需进一步确认。为明确诊断，医生建议进行远程病理会诊，并请上海的病理专家进行复核，最终确定肝脏肿块为血管肉瘤，而非肺癌转移。我感到极度沮丧。肺癌已让我身心俱疲，正当我以为病情得到控制，可以松一口气时，却被诊断出第二种癌症，这让我难以接受！由于肝脏肿块很多，不适宜再次做手术，医生告诉我血管肉瘤恶性程度高，建议我做微波消融、化疗。作为患者，我能做的就是相信医生、配合治疗。

医生们凭借精湛的医术，通过微创手术和化疗，再一次控制了肿瘤的发展，并且根据我的病情变化调整了治疗方案，当我看到 MRI 报告单上明确写到肝脏肿块较前缩小时，那"较前缩小"4个字对我来说无比珍贵，它让我对抗击肿瘤充满了信心。

这次化疗方案采用了两种化疗药物交替进行，不良反应很大。第一个周期的化疗后我就出现了严重的不良反应，医生告诉我是 IV 度骨髓抑制，我的白细胞减少严重，肝功能也受损，医生给我打了升白细胞的针，用了护肝药。打了升白针之后我感到全身酸痛，医生还给我做了穴位贴敷治疗和埋针治疗来减轻反应、辅助升白细胞治疗。在经历了消融手术后，我目前仍在继续化疗，不良反应依然困扰着我，白细胞减少、肝功能受损、食欲减退、脱发以及骨骼疼痛等不适接踵而至。但我坚信，每一次的坚持都是在助力战胜病魔，让生命之火重新燃烧，我对未来再次充满希望。

在这段艰难的旅程中，我要感谢所有给予我力量的人。感谢给我治疗的医务人员，感谢支持我的领导同事，更要感谢我的家人。他们的关爱和支持是我前行的动力源泉。未来无论怎样，我都将以更坚韧的意志面对，笑看人生！

专家科普

该患者为肺癌早期，不幸中的万幸，手术后完成了辅助化疗，接下来以定期复诊为主，监测病情变化情况，通常预后良好。然而时隔一年半，患者罹患第二种恶性肿瘤——肝脏肉瘤，虽然跟肺癌无关，不是肺癌晚期出现肝转移，但是合并第二种恶性肿瘤对于患者来说，所遭受的打击并不比晚期肺癌小，并且患者肝脏血管肉瘤恶性程度高、对放化疗不敏感、为多发，预后不良。对于遭受双重打击的患者而言，心理疏导是必不可少的，积极主动与患者沟通病情，及时处理治疗不良反应，排除患者紧张与焦虑感，让患者能够更好地配合治疗。虽然患者现在肝脏肿物较前有缩小，但抗肿瘤治疗并未结束，目前的治疗以化疗联合消融治疗为主。在获得良好疗效的同时，不良反应也是难以避免的，患者出现了严重骨髓抑制，肝功能损害，乏力及恶心、呕吐等反应，需要积极升白细胞、预防感染、升血小板、护肝、止呕治疗，建议患者加强饮食营养，适当多进食肉、蛋、奶，以优质动物蛋白为主，少食多餐，适当活动，以不劳累为度，避免长期卧床，防止增加静脉血栓风险。当然，中医中药增效减毒的功效不可忽略，抗肿瘤治疗同时配合健脾益肾、补益气血的中药改善患者化疗后骨髓抑制，配合健脾行气、和胃止呕的中医治疗减轻患者消化道反应，配合疏经通络、益肾补精的中医治疗改善患者乏力等。通过多学科、多方面的努力与配合，期望患者能够顺利完成抗肿瘤治疗过程，获得良好疗效，过渡到随诊复查阶段，终能战胜病魔，为生命续航！

专家简介

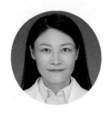

周映伽

云南省肿瘤医院中西医结合科副主任医师，医学博士，教授，硕士研究生导师，全国中医药创新骨干人才，第七届全国老中医药专家学术经验继承人。

社会任职：

中国抗癌协会宫颈癌专委会 委员

中国老年学和老年医学学会肿瘤康复分会肝癌临床康复专委会 常委

中华中医药学会肿瘤分会 青年委员

中华中医药学会综合医院中医药工作委员会 青年委员

云南省抗癌协会小儿肿瘤专业委员会 青年委员

云南省转化医学学会中西医结合肿瘤分会 秘书

中华中医药学会糖尿病分会 青年委员

主持并参与多项省部级、厅级课题，以第一作者发表论文 20 余篇，其中 SCI 收录 2 篇。

临床研究——给生命多一种可能性

自从被诊断为晚期肺癌，我的生活就像坐上了过山车，充满了起伏和不确定性。几年前，我在常规体检中发现肺部有阴影，医生建议我进一步检查。当医生正式告诉我这是晚期肺癌时，我的世界瞬间崩塌了。作为一名中学老师，我的工作不仅是教书育人，更是引导可爱的学生们去面对美好的未来。癌症的确诊让我不得不暂时离开讲台，专注于治疗和康复。

在医院我接受了 PET/CT 和肺穿刺活检等一系列详细的检查。这些检查不仅帮助医生确认了癌细胞的类型和扩散范围，还为后续的治疗方案提供了依据。检查结果显示我是肺腺癌，合并有淋巴结和骨转移。妻子一开始想瞒着我，但是我坚决要和她一起面对，一起跟医生沟通，决定我的治疗方案。知道确诊结果和肿瘤分期的那天，我失眠了。我回顾了我一生中最快乐、最令人骄傲的时刻，也回忆起小时候在田野里无忧无虑嬉戏的难忘时光。我想起我的老父亲，他总是让我多读书，说读了书未来才有出路。那一夜，我觉得自己苍老了很多。

医生让我等待基因检测结果再沟通详细治疗方案，我也通过网络学习了解到，肺癌可以进行分子靶向治疗。而我是幸运的，基因检测结果提示我适合接受靶向治疗。

医生们为我制订了一个详细的治疗计划，详细解释了靶向治疗的原理和预期效果，以及可能的不良反应。听了医生的说明后，我非常有信心。

但是，巨大的打击随之而来：这一款进口的靶向药没有被纳入医保，是自费药品，一个月的药费接近 5 万元！我的希望之火刚刚点燃，瞬间又破灭了，经济的压力似乎让我跌落到了人生的谷底。

抱着试一试的心态，我通过网络了解到有些临床研究可以提供免费用药，于是找到了相关的研究医生。医生向我详细介绍了临床试验的概念、目的、流程和潜在风险。经过深思熟虑后，我决定参与临床试验。事实证明，这一决策是正确的。

我并不是一个人在面对这场战斗。我的家庭给予了我无尽的支持和鼓励。每次从医院复查回家，我的妻子都会准备一桌我最爱吃的饭菜，一起庆祝肿瘤没有进展。她的陪伴、无微不至的照顾和安慰给了我更多勇气和动力。我的两个孩子也让我感受到无限的温暖和力量。他们天真的笑容是我最大的动力，让我更加坚定了战胜病魔的决心。

试验药物的疗效显著，不仅有效控制了病情，还缓解了我家庭的经济压力，为我的病情带来了新的希望。每次返院复查和下周期治疗前，医生都会详细询问我的身体状况，确保治疗的安全和有效。在接受靶向治疗期间，我也经历了一些不良反应，其中最严重的是腹泻。经过医生的及时处理和药物调整，这一不良反应得到了显著的缓解，我的健康状况逐渐好转。

随着治疗的进行，我的身体逐渐恢复，情况也比我最开始预期的要好得多。接受靶向治疗 4 年多后，我重新回到了我热爱的讲台。这段时间里，精准的诊断和规范化的治疗不仅帮助我战胜了疾病，更消除了我对病情的恐惧。我曾经以为自己的生活将永远被阴影笼罩，但现在我重新找回了对生活的信心。

现在，我依然在与病魔作斗争，但心中充满了感激和希望。我知道，无论前路多么艰难，我都不是孤军奋战。每一次治疗、每一个决定，都有专业医疗团队和我亲爱的家人做后盾，这让我在这场战斗中有了更多胜利的可能。未来，我希望能够以自己的经历激励更多的人，让他们知道，即使面对最严峻的挑战，只要有信心并且科学地治疗，就一定能看到希望的曙光。

目前肺癌在我国具有较高的发病率，晚期肺癌的治疗已经进入精准时代，许多分子靶向治疗和免疫治疗药物陆续被投入临床应用。而所有药物在应用到临床前都需要经过药物临床试验。这是为了评估新药或新的治疗方法对于人体的安全性和有效性而进行的科学研究。通过这些试验，我们可以确定一种新的治疗方案是否可以兼顾有效性和安全性。药物临床试验分为几个不同的阶段，每个阶段都有不同的目的：Ⅰ期试验主要目的是评估药物的安全性、耐受性以及确定适合的剂量范围；Ⅱ期试验在患有特定疾病的小规模患者群体中进行，以初步评估药物的疗效，并继续监测其安全性；Ⅲ期试验结果良好后，药物会在更大规模的患者群体中进行测试，进一步验证其有效性和安全性。试验结果将用于申请药品上市批准。

药物临床试验是开发新药的重要步骤，而参与药物临床研究对肿瘤患者来说是一种选择和机会。只有当患者充分了解自己的病情，理解参加临床研究的获益和风险后，才可以参与其中。此例肺癌晚期患者是不幸中的万幸，ALK 融合突变在肺癌中被称作"钻石突变"，该突变通常出现在不吸烟或轻度吸烟的年轻患者中。检测 ALK 融合突变的方法包括：荧光原位杂交（FISH），这是检测 ALK 基因重排的标准方法；免疫组化（IHC），用于检测 ALK 融合蛋白的表达。针对 ALK 融合突变的治疗主要是使用 ALK 抑制剂，这些药物通过抑制 ALK 酪氨酸激酶活性来阻止癌细胞的生长。除了目前已经上市的一代、二代、三代 ALK 抑制剂，还有许多 ALK

抑制剂未上市，处于临床研究阶段。此例患者幸运地参与了一项Ⅲ期临床研究，获得了4年以上的无进展生存，这对晚期肺癌患者来说是非常不容易的。尽管ALK抑制剂疗效显著，但耐药性仍然是一个挑战，研究人员正在继续探索新的治疗策略以延长患者的生存期并提高其生活质量。

专家简介

杨润祥

云南省肿瘤医院内二科科主任，二级教授，主任医师，博士研究生导师。美国MD安德森癌症中心访问学者，云南省云岭学者、云岭名医，云南省中青年学术和技术带头人，云南省医学领军人才，云南省区域肿瘤精准诊治省创新团队带头人，云南省卫生高层次人才肿瘤内科学学科带头人。

社会任职：

中国临床肿瘤学会（CSCO）理事

中国医师协会肿瘤医师分会 常务委员

中国抗癌协会肿瘤临床化疗专业委员会 常务委员

中国抗癌协会多原发和不明原发肿瘤专业委员会 常务委员

中国抗癌协会神经内分泌肿瘤专业委员会 常务委员

云南省医师协会肿瘤医师分会 主任委员

云南省抗癌协会肿瘤转移专业委员会 主任委员

云南省肺癌防治协会小细胞肺癌专业委员会 主任委员

云南省科学技术进步奖二等奖1项（R1）、三等奖1项，卫生科技成果奖1项

主持国家自然科学基金课题4项（面上项目1项）及省级课题10余项，以第一作者或通讯作者发表论文50余篇（单篇最高影响因子38.104），主编专著《肿瘤合并症治疗例析》《肿瘤急症治疗例析》，主译专著《癌症分子生物学：机制、靶点和治疗》。

我的抗癌心路历程

编前按

　　2018 年，胡女士因为一个体检结果开始了抗癌康复的路程，她从自身的故事总结出了一个中肯的建议：定期体检。也许大多数人体检后会忐忑不安，但是定期体检，的确能帮助我们早发现早诊治疾病。

　　2018 年新年伊始，1 月 8 日下午"丁零零"响不停的电话让我开始了不平常的一年。我打开手机看到了好几个未接来电，回拨过去后得知是体检中心的工作人员通知我去取报告。一般情况下体检报告的通知不会一直响铃，感到一丝不安的我立即去了体检中心，得到了医生的正式通知：你需要再去省级医院做 CT 检查，因为体检报告显示你的肺部有阴影，并且形状、性质都不是太乐观，建议你尽快复查。

　　我不敢有任何怠慢，立即赶到医院做了 CT 检查。复查报告结果出来后，医生让我住院进一步详细检查，我不禁更加担忧。入院后，我往返于各科室进行检查。检查结果出来，科室主任要求连同家属一起进行谈话，我的心里不禁又是一颤，不好的预感持续加剧。

　　"患者右肺上叶有一个 1 厘米 ×1.2 厘米的结节，边缘不清，呈磨玻璃状，目前需要做手术，并在术中取部分结节进行术中病理活检，如果活检结果不理想则可能需要切除部分肺组织。"我的主治医师如是说道。

"可以保守治疗吗？"

医生答复道："你的情况必须得做手术，目前没有其他选择。"

我想，我只能接受现实。

手术时间定在两天后，我如期进行了手术。"田玲，你的手术很成功！"这是我术后听到的第一句话。

术后随着麻药效果的退去，疼痛如一波波潮水般汹涌而来，这是让我感到特别痛苦的日子。置身于这种痛苦中，除了忍受，我已无更多的气力去抗衡，只期盼痛苦能快点消散。隔天，护士用专业吸痰机帮我抽出淤痰，随着机器的运作，痰液一点点被抽出，我开始感觉稍微能正常呼吸了。吸痰后又帮我用空心掌拍背排痰，促进肺部积聚痰液的排出，那一下又一下的叩拍就仿佛一声声的呼唤，减轻我痛苦的同时也让我感受到了关心和温暖。术后的一周里，每天都是家人们忙前忙后的照看，随着医生和护士们每日的巡查问诊，吸痰、拍背、输液、吃药等，我的身体随着时间的推移也逐渐有了好转。

2018年全年，我先后住院治疗了6次，并遵照医嘱按时复查，不敢有一丝怠慢，因为我知道这才是对自己最大的负责。虽暂时没有痊愈，但也庆幸每次复查结果都在正常范围内。一次次的复查让我意识到，我的身体逐渐适应与癌症共存。我坚持每天走路和锻炼，坚持呼吸新鲜空气，坚持按时作息，尽量保证睡眠充足。日复一日，慢慢地，我也感觉到身体渐渐有所改善，日子在往好的方向进行着。

此次患病，我经历重重困难，但得以生存至今，我感恩众多。感谢医生和护士，正是他们的付出和努力，我的生命才得以延续；感谢我的朋友和家人，让我获得了力量，使我能更坦然地面对生活。

此外，我在这里也衷心地给大家一个建议：定期体检。如果体检结果有异常或者需要复查的，千万不要觉得没必要或者忽视，更不要拖沓，一定要及时就医、及时复诊。只有及时就医才能做到早发现早治疗。

至今，康复路上身体状态一天天地好转让我欣慰。我又回到了工作岗位，能工作真的是件很幸福的事，乐工作、悦生活，在每一天中体现着我的人生价值。

1. 肺癌的早诊早治

肺癌目前仍是全球患病率和死亡率最高的恶性肿瘤，人们能感受到或听到周围罹患肺癌的人增加了，难免对这一疾病心生恐惧。近年来随着早期发现患者比例的增加，药物的开发应用，治疗手段的进步，已明显改善了治疗的效果，早期肺癌患者的治愈率明显提高。肺癌的筛查与早诊早治，是降低肺癌患者死亡率的有效措施。

由于肺癌患者早期基本没有症状，或者偶尔有咳嗽、痰中带血丝等症状但又没有特征性，往往容易被忽视，所以肺癌的筛查主要针对高风险人群，我国《肺癌筛查与早诊早治指南》推荐高风险人群采用低剂量螺旋CT每年进行1次筛查。

高风险人群指以下情况：

（1）年龄在50～80岁；

（2）具有下列条件之一：①吸烟史，吸烟≥20包年（每天吸烟包数×吸烟年数）或被动吸烟≥20年，或现在已戒烟，但戒烟时间不超过5年；②有长期职业致癌物暴露史（长期接触氡、砷、铍、铬及其化合物，石棉，氯甲醚，二氧化硅，以及焦炉逸散物和煤烟等肺癌致癌物）；③一级、二级亲属患肺癌，同时吸烟≥15包年或者被动吸烟≥15年；④如果某些高发地区有其他重要的肺癌危险因素也可作为筛选高危人群的条件。

对于非高风险人群，体检时胸部低剂量螺旋CT是发现肺部肿瘤的有效手段。但我们要注意的是，对于低剂量螺旋CT的检查，普通人群体检和高危人群筛查的频次是不一样的，高危人群的筛查建议每年进行，普通人群则可以根据检查结果适当延长检查年限。

2. 肺癌术后康复

肺癌手术属于有创性治疗，疼痛、肺部感染、咳嗽乏力、排痰不畅、恶心、呕吐等是术后最常见的并发症，也是严重影响患者情绪和术后恢复，导致患者住院时间延长的原因。因此，对术后患者进行有效的对症治疗，进行康复训练以预防和降低术后并发症发生率，恢复身体机能，也是手术治疗的重要环节。围绕着这些内容，近年来很多外科引入了加速康复体系，从术前、术中、术后全部环节进行预防和治疗，明显改善了患者的恢复和体验。

术后咳嗽的原因包括手术创伤、麻醉气管插管、术后并发症（如感染、胸膜粘连刺激）等。应对术后咳嗽，首先，患者需要在心理上做好准备，树立信心，避免恐慌。术后咳嗽是患者常见的恢复过程，医生也要求患者术后加强咳嗽，这样可以帮助排痰，排出胸腔积液、积气，从而促进肺功能恢复，减少肺不张、肺部感染等并发症。其次，医生会采用相应的止痛措施和药物，减轻患者的痛苦，这对于患者能够良好地配合咳嗽，加快术后康复特别重要。另外，患者在饮食方面可以做一些调理，适量食用润肺、止咳、化痰的食物，如莲子、百合等煮制而成的粥饮。饮食中增加富含蛋白质和关键微量元素的食物，提供充分的营养以支持身体免疫力的恢复。

在心理和社会支持方面，肺癌患者可能会经历情绪波动，包括焦虑和抑郁。专业且良好的心理健康支持和肺癌患者支持小组可以帮助患者和家属调整好心理状态。云南省抗癌协会康复会通过举办一系列的活动，让癌症患者互帮互助、互相加油打气，帮助其树立战胜疾病的信心，让患者能主动地配合医生治疗，积极地面对生活，更好地应对病情，在患者的心态调整、社会回归、科普推广方面起到了很好的作用，非常有意义。

专家简介

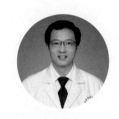

向旭东

昆明医科大学副教授，硕士研究生导师；北京大学肿瘤医院云南医院 云南省肿瘤医院 昆明医科大学第三附属医院胸外二科副主任（主持工作）。

获评为"优秀教师""十佳医生""云南省医师协会模范优秀医师"。

从事胸部肿瘤外科临床及教学工作 25 年，擅长肺结节、肺癌、食管癌、纵隔及胸骨肿瘤的综合诊治，尤其擅长以微创为特色的外科手术治疗。成熟开展单孔胸腔镜下肺癌根治、袖式肺叶切除、联合肺亚段切除术、胸腹腔镜三切口食管癌根治术、胸骨切除重建、隆突重建术等高难度手术。

主持省厅级课题 3 项，出版专著担任主编 3 部、担任副主编 3 部，发表论文 18 篇，SCI 收录 5 篇，获云南省科学技术进步奖二等奖 1 项，云南省卫生科技成果奖三等奖 2 项，专利 6 项。

社会任职：

中国抗癌协会胸腺瘤整合康复专业委员会 委员

云南省转化医学学会微创外科分会 主任委员

云南省转化医学学会肿瘤转移分会、药物治疗与临床综合评价分会 副主委

云南省医院协会胸外科专业委员会 副主委

云南省医学会胸心血管外科分会 常委兼秘书

云南省医师协会胸外科医师分会 常委

云南省抗癌协会癌症康复与姑息治疗专业委员会 常委

云南省预防医学会肺癌专业委员会 常委

愿做一束光，照亮别人，传递温暖

编前按

　　有人患病后一蹶不振，有人患病后绝处逢生，而有人患病后不仅完成自我救赎，还回馈社会，帮助同样陷入泥沼的病友重获新生。段会长便是第三种人，他是患癌 20 年的患者，是抗癌 20 年的明星，同时，也是服务癌症患者 18 年的志愿者。

一、逆风飞翔：在命运的十字路口选择生存

　　2004 年 4 月，在单位例行体检中，我被查出患有肺癌，右肺上叶有约一个乒乓球大小占位。那年，我 52 岁，我深知肺癌的后果，这无疑是给我发了"死亡判决书"。看到白纸黑字的检查结果时，我不敢相信自己的眼睛，一屁股坐在凳子上，心里不停地念叨着"完了，这回死定了……"一个小时后，我拖着沉重的脚步离开了医院。

　　那时，报社刚把一个新版面、新栏目交给我负责，这是众多媒体中第一个推出的专题专版。我曾有过放弃的念头，心里盘算着哪些事我要先办、哪些事后办、哪些事抓紧办。痛苦的煎熬使我吃不下睡不着，家里人整天以泪洗面。慢慢地我从恐惧、焦虑、绝望中冷静下来，我不能死，我还有很多要做的事未实现，家人更是难以割舍。我开始调整心态，从消极

被动转为积极主动配合医生诊治，并很快住进省级专科医院。

经过 4 个小时的手术，一切进行得非常顺利。术后医生告诉我：右肺上叶全部切除，右肺中叶没有病灶，因此完整保留；清扫的 8 个淋巴结均未见转移。尽管术后疼痛难忍，我还是露出了一丝欣慰的笑容，心中的重担终于落地了。第二天我问主刀的李医生："我还有救吗？我还有多少时间？"他坚定地说："肯定有救，还有多少时间这就要看你的心态和配合度，你命在你不在医！"这句富有哲理的话，我铭记在心，并成为我整个治疗、康复过程中的座右铭。

2004 年，我经历了 5 次住院、1 次手术和 4 次化疗，囊括了中西医结合、从精神到身体等多角度的治疗。在我最艰难的时刻，家人、亲朋好友和单位同事都陪在我身边，安慰我、鼓励我、用成功的病例激励我，传递满满的正能量，使我感受到了人间的真情，活着真好，是大爱使我绝处逢生。

二、旋律的力量：用音乐抚慰心灵，唱出生命强音

术后为了恢复肺功能、增加肺活量，我把音乐带进了病房。经医院同意，我将葫芦丝引入病房，替代了传统的吹气球练习。化疗期间，我一边输液治疗，一边吹葫芦丝。我吹奏的《月光下的凤尾竹》不仅为自己带来了安慰，也帮助其他病友缓解了心理压力，我的乐观心态深深感染着住院病友。通过不懈努力，我的肺功能得到了显著恢复，葫芦丝技能也提升惊人，并获得了葫芦丝 10 级证书。这一技能在后来 18 年期间参加癌症康复志愿者服务中也发挥了大用处：我先后义务培训了省、市癌症康复会的生命之光艺术团、绿洲艺术团、云南知青艺术团、云南日报、春城晚报的记者同人和退休老同事及小朋友达 300 多人，年龄最大的 73 岁，最小的 9 岁。随后，我开始探索、研究、总结抗癌治疗和康复经验，希望能够帮助

更多像我一样的癌症患者。从 2009 年开始，我住院治疗的医院多次邀请我为在院患者和家属进行心理辅导和康复经验分享。

三、医患携手共创生命奇迹

2016 年 9 月，昆明医科大学特聘我为《健康生活，预防癌症》全国网络视频公开见面课主讲专家。我和医院的医生一起，每年两次为全国 33 所医科大学和院校应届毕业生，即将奔赴临床一线的年轻医生们讲课，我从肿瘤患者和康复者的方面，医生从医疗的方面，为临床医学生提供了书本上没有的、课堂上听不到的肿瘤患者的真实心声。特别是"在临床治疗过程中，医生不要轻易对肿瘤患者讲的 10 句话"很受同学们的认可和欢迎。我用亲身抗癌经历、真实抗癌感悟回馈社会、帮助他人。

四、心胜于物：积极心态引领康复之路

在我人生的第 72 个年头，回顾 20 年的抗癌之路，我深刻体会到了化疗的艰辛和对疾病复发的忧虑，但我始终坚信癌症并非绝症，关键在于保持积极的心态。我积极推广"科学检查、规范治疗、合理用药、有效康复"的理念，并强调良好心态对于治疗效果的重要性，认为它是一种无可替代的内在力量。

我倡导通过多样化的康复活动，如运动、音乐、旅游等疗愈活动，来促进身心的全面恢复。这些活动不仅丰富了患者的生活，也为他们的康复之路带来了更多可能性和希望。在整个治疗、康复过程中，我始终坚信"癌症≠绝症""癌症≠死亡"。癌症不可怕，精神不能垮。

我始终认为"良好心态是癌症治疗和康复成功的关键"，心态良好，药效翻倍。良好心态本身就是一种金钱买不到、别人无法替代的"好药"，这种药的生产者就是患者本人。

在整个治疗和康复的过程中，一定要学会"康复"，做个明白、睿智的抗癌斗士。只有多学习一些抗癌知识和康复方法，才能使康复事半功倍。为此，我学习了康复心理学、康复生理学、康复营养学、康复运动学、康复社会学、康复伦理学、康复矫正学、康复组织学、康复环境学，等等。只要知癌、懂癌、识癌，就不会盲目惧怕癌。同时，还要彻底改变一切不良生活习惯，遵循自然规律。早睡早起，适量运动；饮食清淡，定时定量；合理进补，营养跟上；新鲜蔬果，菌菇多样；科学进餐，粗细得当；戒烟限酒，有益健康；面对现实，笑对人生；乐观向上，兴趣广泛；吹拉弹唱，打球照相；琴棋书画，养鱼种花；懂得感恩，行善积德；帮助病友，回报社会。

作者简介

　　肺癌康复志愿者段永康，男，1952 年 9 月出生，现年 72 岁。他与肺癌抗争已有 20 年，同时投身于康复志愿者公益工作 18 年，目前担任云南省抗癌协会康复会副会长。他曾任云南日报社主任记者，春城晚报社办公室主任，是一名中国共产党党员。段永康还曾是云南省抗癌协会第四届、第五届、第六届的理事，并被昆明医科大学特聘为《健康生活，预防癌症》全国现场网络视频公开课的主讲专家。此外，他还担任北京中华文化国际交流促进会的理事。先后荣获云南省"抗癌斗士""抗癌明星"称号。他将自己在治疗和康复过程中的经验和感悟总结出来，为医院的住院患者和家属提供心理辅导，并分享康复经验。

专家科普

1. 肿瘤患者心理治疗

　　对于肿瘤患者来说，心理治疗是非常重要的一部分。由于肿瘤带来的身体痛苦、心理压力和社交困扰，患者常常会出现焦虑、抑郁、恐惧等情绪问题。心理治疗可以帮助患者缓解这些情绪，提高生活质量。

首先，心理咨询师会与患者进行深入的交流，了解他们的病情、家庭背景、个人经历等信息，以制订合适的治疗计划。通过倾听和理解患者的感受，可以帮助患者建立积极的心态，增强战胜疾病的信心。

其次，心理咨询师会采用各种心理治疗方法，如认知行为疗法、放松训练、心理教育等，帮助患者调整情绪，缓解焦虑和抑郁等情绪问题。同时，心理咨询师也会教给患者一些应对压力的技巧，如深呼吸、冥想等，帮助患者更好地应对生活中的挑战。

最后，心理咨询师还会与患者的家属和医护人员保持沟通，共同制定治疗方案，确保患者得到全方位的关爱和支持。在心理咨询师的帮助下，肿瘤患者可以更好地面对疾病，提高生活质量，实现身心健康的平衡。

2. 肿瘤患者康复指导

针对肿瘤患者的康复指导，需要综合考虑患者的具体情况，包括肿瘤类型、治疗方式以及身体状态等。以下是针对肿瘤患者康复指导的详细建议。

（1）营养调理

①食物摄入应多样，以谷薯类为主。每天摄入谷类食物200～300克，其中全谷物和杂豆50～150克。薯类食物50～100克。

②蔬果、奶类、大豆类食物的摄入要均衡适宜。每天摄入500克蔬菜，深色蔬菜至少占摄入蔬菜总量的50%；每天摄入250～350克的新鲜水果。

③戒烟戒酒，避免油炸、熏烤、腌制的食品，少吃辛辣刺激食物。

④不推荐食物中添加蔗糖和甜点心、甜味饮料。

（2）运动治疗

①肿瘤患者康复锻炼的运动应根据患者情况而定，如散步、慢跑、游泳、骑自行车等，以及健身操、瑜伽、普拉提等。

②平衡训练和伸展运动也是不错的选择，如太极拳和八段锦等。

③运动前应咨询医生，根据个人情况选择适当的运动强度和时间。避

免剧烈运动和久坐。

（3）心理疏导

①肿瘤患者可能会面临心理问题，如抑郁、焦虑等。

②应寻找支持系统，如家人、朋友或专业医护人员，获取情感上的支持。

③寻求专业心理医生的帮助，进行心理疏导，学习应对技能。

④尝试使用深呼吸、渐进性肌肉松弛等技巧来减轻身体的紧张感。

⑤保持健康的生活方式，包括健康的饮食、运动和足够的休息，有助于缓解情绪问题。

（4）药物治疗

①根据医生的建议进行药物治疗，正确用药。

②如有需要，可结合中药调理。

（5）定期随访

康复期间需要定期前往医院进行随访，以便及时发现并处理潜在的问题。

总之，肿瘤患者的康复指导需要全面、个性化，并由专业医生进行制定和监督。遵循以上建议，结合个人情况，将有助于肿瘤患者更好地恢复健康。

专家简介

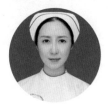

周洁

北京大学肿瘤医院云南医院 云南省肿瘤医院 昆明医科大学第三附属医院乳腺外三科护士长，副主任护师，硕士研究生导师，国家二级心理咨询师。

社会任职：

中国抗癌协会鼻咽癌整合护理专业委员会 委员

云南省抗癌协会肿瘤护理专业委员会 常务委员

云南省医院协会医务社会工作与志愿者工作委员会第一届委员会 委员

云南省护理协会精神卫生护理专业委员会　委员

云南省抗癌协会第二届肿瘤护理专业委员会　委员

云南省转化医学会加速康复外科 ERAS 护理分会　委员

云南省抗癌协会第一届安宁疗护专业委员会　委员

云南省肿瘤诊疗质量控制中心乳腺癌基层诊疗质控指导专家

曾赴美国约翰斯·霍普金斯医院、新加坡南洋创新管理学院学习交流；国家高级 EAP 执行师、中国 EAP 学院签约教师、亚洲组织与员工促进协会讲师、云南省心理协会特邀讲师。

从事肿瘤临床护理工作 26 年，具有丰富的临床工作、教学经验及管理经验。擅长乳腺外科常见病、多发病的护理管理和健康宣教，尤其擅长急危重症患者护理。主持省厅级课题 2 项、校级党建思政课题 3 项、志愿者项目 1 项，参与昆医联合专项等省级、厅级、校级课题共计 10 余项。发表论文 24 篇，参与撰写专著 1 部，获批实用新型专利 3 项。获云南省科学技术进步奖二等奖，2019 年云南省级创新团队组成员。

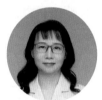

周岚

北京大学肿瘤医院云南医院临床营养科主任，博士，主任医师，硕士研究生导师，云南省"兴滇英才支持计划"名医。

熟悉各类疾病营养诊疗，擅长对肿瘤及其他慢性疾病患者的营养治疗、加速康复，外料（ERAS）精细化营养管理，与多学科合作，成功救治多例复杂疑难危重患者。

社会任职：

云南省抗癌协会肿瘤营养专业委员会　主任委员

坚强人生：王先生十六年带瘤生存的启示

编前按

　　国家癌症中心最新发布的我国癌谱相关数据显示，肺癌是中国恶性肿瘤患者发病和死亡的首要原因。小细胞肺癌是肺癌的一种类型，罹患小细胞肺癌的患者，病情进展迅速、复发率高、预后较差。面对这个"小"却极具威胁的"头号杀手"，我们应如何应对？是选择被动等待还是积极反击？如何"战斗"才能取得最佳效果？接下来，让我们一起聆听一个奇迹般的故事，看看他是如何获得令人惊喜的结局的。

　　回想起 16 年前的 2008 年 10 月，王先生仍心有余悸。

　　当时他刚满 27 岁，正值青春年华，却无明显诱因出现呼吸困难，在当地市级医院检查后，初步诊断为右肺癌合并上腔静脉综合征，这个结果让他难以接受，心中充满了焦虑和恐惧，以至于彻夜难眠。

　　作为一名长期吸烟者，且在煤炭局上班，每天都要下到矿井，王先生对"肺癌"这个词并不陌生，但他从未想过自己会与这种疾病如此近距离地接触。怀疑当地医院可能误诊，他随后前往省肿瘤医院就诊。经过肺部肿瘤的穿刺活检，病理检查结果显示"小细胞肺癌"，这如同晴天霹雳，他感到万念俱灰。他还这么年轻，怎么就得了这个病，感觉就像是被判了死刑，整个人恍恍惚惚。他还没有来得及好好孝顺父母，还没有结婚，没有体验过为人父母的快乐，就要面对生命的终结，内心充满了悲伤和绝望。

然而，家人和医生给予了他巨大的支持。医生详细地解释了小细胞肺癌的病理特征、治疗方案和预后情况，王先生逐渐认识到，虽然小细胞肺癌是一种恶性程度较高、生存期短的肿瘤，但通过积极的治疗仍有可能获得较好的治疗效果。在家人的陪伴和鼓励下，王先生也积极调整自己的生活方式和心态，开始戒烟、戒酒，保持良好的作息习惯，并积极参与各种康复活动。这些努力为他的治疗打下了坚实的基础。

经过与医生的深入沟通，王先生开始了化疗和放疗相结合的治疗。治疗过程对于王先生来说是一段充满挑战和痛苦的经历。化疗药物带来的不良反应让他饱受折磨，恶心、呕吐、乏力等症状一直困扰着他。他一共经历了 6 个周期的化疗，这个过程至今回忆起来仍觉难受。每一周期的化疗基本需要 5 天左右的时间，化疗后他出现频繁呕吐、进食困难、乏力，甚至连走路都变得困难，后来需要持续输注止吐药物才能缓解。后期来院治疗时，他甚至走到医院门口就开始反射性呕吐，他把这个情况与医生进行了沟通，经调整治疗方案并采取相应的措施后，他的恶心、呕吐得到了明显缓解，就医体验和生活质量有了显著提升，他也顺利完成了后续的化疗。

随着时间的推移，王先生的病情逐渐得到了控制，这些积极的进展让王先生看到了希望，也让他更加坚定了继续治疗的信心。

在随后的胸部放疗过程中，他的胸部皮肤出现了Ⅱ度放射性皮炎，他一边治疗皮炎一边继续忍受皮肤灼伤和疼痛等不适完成了 30 次胸部的放射治疗。他始终坚信，只有坚持不懈地进行治疗，才能最终战胜病魔。

2009 年 4 月，王先生在复查时发现颅脑内有转移瘤，又继续做了 25 次颅脑放疗。放疗期间，他经常头晕、头痛，恶心、呕吐，每日都需要点滴甘露醇才能缓解不适症状。坚持完成系列治疗后，他终于进入了每年定期复查阶段。

然而，天有不测风云，2011年2月，王先生复查时发现肺部病灶又进展了，他根据医嘱又做了2次化疗以及1次生物免疫治疗，随着化疗出现了Ⅲ度骨髓抑制，他也顽强地挺了过来。

此后定期复查未见病灶复发进展，后来王先生结婚生子，家庭幸福美满，至今已是他带瘤生存的第16个年头。

回顾整个治疗过程，王先生感慨万分。总结这些年的抗癌历程，有几点特别值得分享。

1. 心理支持的重要性。在治疗过程中，心理支持至关重要。王先生深知自己需要保持积极的心态来应对治疗的挑战。每当治疗后出现不良反应时，他都积极咨询医生或护士，并和其他患者交流心得和体会。这些互动让他逐渐认识到自己并不是孤军奋战，而是有一个强大的团队在支持着他。此外，王先生还学会了一些自我调节的方法。他通过阅读书籍、听音乐、写日记等方式来转移注意力、缓解压力和焦虑。这些方法让他在治疗过程中更加从容和自信。

2. 生活质量与康复的关注。在治疗的同时，王先生也非常关注自己的生活质量。他坚持按照医生的指导进行饮食和锻炼，努力提高自己的身体素质和免疫力。至今，他每日晚饭后都坚持慢走一万步左右。此外，他还积极参与各种康复活动和社交活动，与他人交流心得和体会，分享治疗经验和教训。这些活动不仅让他更加了解自己的病情和治疗方案，还让他在康复过程中感受到了温暖和关爱。

目前，王先生的身体状况良好，没有明显的并发症和不良反应。虽然王先生的病情得到了显著的改善，但他仍然需要继续定期随访、复查和采取必要的治疗措施等。在后续治疗过程中，王先生依然保持着积极的心态和坚定的信心，努力保持身体和心理健康。

1.肺癌的筛查：肺癌患者大部分起初无症状，发现时已是中晚期，建议对于 45 岁以上、有恶性肿瘤家族史、重度吸烟或被动吸烟史、经常接触粉尘或有毒有害气体等的高危人群，每年进行一次低剂量螺旋 CT 肺癌筛查；如果第一次筛查正常可以隔年再筛查。

2.肺癌分型：肺癌按照病理分型可分为小细胞肺癌和非小细胞肺癌，小细胞肺癌在肺癌患者中占 15%～20%，是肺癌中"最恶"的一种，具有恶性程度高、病情进展迅速、复发率高、预后差等特点，患者整体生存时间为 1～2 年。如上文中王先生目前 16 年的生存期是少之又少，可以说是奇迹。大部分肺癌患者发现时已处于中晚期，手术切除难度较大，且小细胞肺癌常常生长在大血管、肺门、气管支气管等位置，使得手术切除更加困难。因此，原则上小细胞肺癌患者不宜进行手术切除。化疗、放疗、免疫治疗及联合治疗是小细胞肺癌的主要治疗方法。如果患者罹患小细胞肺癌应怀持积极的心态、保持乐观的情绪、遵循规范治疗，就有可能延长生命并提高生活质量。规范治疗及处理在治疗过程中可能出现的各种不良反应，及时和医生沟通并积极处置，不要因为各种并发症就放弃治疗，康复的曙光就在眼前！

3.骨髓抑制：由于化疗药物对增殖活跃的骨髓细胞（包括造血干／祖细胞）的毒性作用，导致骨髓增生减低及外周血全血细胞减少。这是一种较为常见的化疗后不良反应，对患者的治疗和康复产生重要影响。血液学检查可发现白细胞、红细胞和血小板数量减少。患者可能出现乏力、头晕、心慌、气短等贫血症状，或出现发热、咳嗽等感染症状，或可能出现皮肤瘀斑、牙龈出血等出血症状。一般来说，化疗后 1～3 周是骨髓抑制的高发期，需要密切监测患者的血常规变化。根据患者化疗后骨髓抑制的严重程度，可以分为不同级别，并进行相应的处理，Ⅰ度骨髓抑制，一般无须特殊处理，但应严密观察；Ⅱ度骨髓抑制给予粒细胞集落刺激因子

（G-CSF）升白细胞、粒细胞，必要时输注成分血；Ⅲ度骨髓抑制时必须应用 G-CSF 或 GM-CSF（粒-巨噬细胞集落刺激因子）治疗，同时预防感染，密切监测病情变化，必要时输注成分血。Ⅳ度骨髓抑制是最严重的，必须采取保护性隔离措施，防止交叉感染，同时输注成分血，应用抗生素治疗感染等。

专家简介

石围

云南省肿瘤医院急诊部（门诊化疗中心）主治医师，专长：肿瘤急危重症诊治，肺癌及消化道恶性肿瘤的诊治。

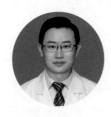

付朝江

云南省肿瘤医院急诊部（门诊化疗中心）科主任，医学博士（在读），副主任医师，硕士研究生导师，研究方向：肿瘤相关急危重症。

社会任职：

云南省医学会重症医学分会 青年委员

云南省医师协会心力衰竭专业委员会 委员

云南省抗癌协会康复分会 委员

云南省转化医学会肿瘤转移分会 委员

云南省医学会急诊分会呼吸学组 委员

云南省医师协会肿瘤多学科诊疗专业委员会 委员

云南省医学会灾难医学分会 委员

云南省生物医药研究会急诊医学分会 委员

迄今发表学术论文 20 余篇，其中 SCI 论文 3 篇，主持在研省级课题 2 项。副主编、参编医学专著 4 部。获云南省卫生科技成果奖三等奖 1 项，获发明专利 1 项。

从抗拒到信赖：一场健康检查的故事

肺癌，这个令人畏惧的疾病，其实如果能早期发现，是可以极大提高患者治愈率和生存率的。早期发现意味着我们能在癌症处于萌芽状态时就察觉到它的存在。定期进行针对性的体检，关注身体出现的异常信号，早诊断、早治疗是关键的一环。先进的医疗技术，如影像学检查、病理活检等能够确定癌症的类型和阶段，而早期治疗更是重中之重。

我叫李丽（化名），一直以来都任劳任怨地工作，照顾着家庭。然而，在健康问题上，我总是表现得格外谨慎和保守。每当体检季节来临时，尤其是当涉及 CT 检查中的 X 射线时，我都会心生畏惧。我深信 X 射线作为一种辐射会对身体造成损伤，我担心长期接受 CT 检查会导致细胞受损、基因突变，甚至诱发癌症等严重疾病。正是因此，每次体检时，我都会坚决拒绝做 CT 检查，尽可能地逃避。

然而医生告诉我，现代 CT 设备已经采用了多种技术来降低辐射剂量，如低剂量扫描、迭代重建等，医生也会根据具体情况进行风险评估，并采取相应的防护措施，如使用铅围裙等，以减少对非检查部位的辐射暴露。通过医生的耐心解释和专业技术，成功消除了我对 CT 检查的疑虑，并顺利完成了这次胸部低剂量 CT 检查。

当收到那份充满专业术语的 CT 检查结果：磨玻璃结节以及数个微小的结节，我的心情瞬间从平静转为震惊。

在接下来的日子里，我接受了医生制定的治疗方案。经过一系列的抗感染治疗，磨玻璃结节的情况得到了明显的改善。那些小结节并没有出现明显的变化，这让我逐渐恢复了信心。

医生告诉我，正是因为接受了这次 CT 检查，才能及早发现这些问题。如果没有这次检查，这些问题可能会在不知不觉中恶化，甚至引发更严重的后果。从此，我不再抗拒这项检查，而是将其视为保护自己健康的重要手段。

我非常庆幸自己听从了医生的建议，及时进行了这次检查。我知道，如果不是这次检查，这些问题可能会在不知不觉中恶化，给我的健康带来更大的威胁。

专家科普

胸透和胸片因为其清晰度差难以发现小的病灶。早期肺癌病变较小，胸片很难发现，只有当肺癌病变较大时，才能够在胸片上发现。

磨玻璃结节可能是良性病变，如炎症、局灶性间质纤维化等；也可能是恶性病变，如早期肺癌，特别是肺腺癌。通俗地说，胸片呈现的是胸部的各个脏器重叠在一起的影像，而 CT 是一层一层地扫描，呈现多个层面的图像，因而 CT 可以发现细小的病灶，而胸片所发现的肺癌，往往都是中晚期。

所以如果要早期发现肺癌，强烈推荐选用胸部低剂量高分辨薄层 CT 进行筛查。

专家简介

李振辉

昆明医科大学第三附属医院 云南省肿瘤医院放射科副主任（主持工作），医学

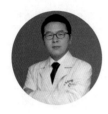

博士，博士后，博士研究生导师，副主任医师，云南省"杰青"培育者，云南省"优青"获得者，"兴滇英才支持计划"青年人才，中国放射医师分会AI学组委员。

主持国家自然科学基金2项，以第一作者或者通讯作者（含共同）发表SCI论文60余篇。

破晓之光：早诊早治改变生命轨迹

编前按

　　患者为胸外科的一名护士，在职工体检时查出肺部磨玻璃结节，后确诊为肺癌（原位癌伴微小浸润），由医务工作者的角色变成肿瘤患者的角色后，她深切体会到患者的感受，深刻认识到早诊早治的重要性。在业内知名专家的指导和帮助、家人的支持下，该患者顺利完成手术，重返工作岗位，结婚生子，家庭圆满幸福。

初遇阴霾，忐忑不安

　　我是一名普通的护士，毕业后，我加入了省肿瘤医院胸外一科。刚开始工作时，我对未来的生活和工作充满了期待和憧憬。然而，2020 年 10 月，工作第二年的职工体检，发现我的肺部有一个大小为 0.9cm×1.0cm 的磨玻璃结节，有空泡影，伴随血管穿行。取到体检报告后，恰好科室的主任正在为患者解读片子，怀着忐忑不安的心情，我把自己的 CT 影像和报告拿给主任看。主任安慰道："先别着急，有可能是炎症，三个月后再复查，别太担心。"我没有家族病史，平时也不抽烟、不喝酒，肺癌的高危因素似乎与我无关。我希望自己只是患上了普通的疾病。

抉择之路，勇敢面对

经过三个月的抗感染治疗后，我复查了 CT，这次复查做的是胸部螺旋 CT、CT 扫描三维重组。看到结果的我如遭晴天霹雳：结节依旧存在，既没有消失，也未出现变化。我再次咨询了主任后，主任安慰道，"首先它是磨玻璃结节；其次从结节的大小、形态不规则、边缘有毛刺及有血管穿行这些来看，是有手术指征的。如果现在考虑结婚生子，也可以生了孩子再做。"随后我又咨询了科室的专家，他们均建议我进行手术。

此时我有几个疑惑：若不手术，继续观察，病情是否会迅速恶化？手术后，结婚生子是否会受影响？手术是否会对我的工作和生活带来影响？就这样犹豫不决，直到 2021 年 7 月 7 日晚上，突然接到科室护士长的电话，她让我带着影像资料前往科室，省外专家当时正在科室为患者看诊。专家看后表示："无须纠结，早期手术等同于治愈，对未来的工作、婚姻、生育均无影响。"专家的话让我意识到，逃避不是解决问题的办法。我终于下定决心，于 2021 年 7 月 19 日办理了入院手续。7 月 20 日，我接受了单孔胸腔镜下左肺上叶楔形切除术及左肺下叶楔形切除术，并于 7 月 22 日顺利出院，术后病理检查结果提示左肺上叶结节为良性，左肺下叶结节为原位癌伴微小浸润。

破冰而出，重获新生

作为一名胸外科的护士，同时也是一名肺癌患者，似乎这一切都是命运的安排。让我在不幸中遇到了万幸。首先，我对自己的病情有着深刻的了解。其次，我拥有便利条件，得到了领导和同事们的关心与爱护，还得到了业内知名专家的指导和帮助。我非常感激目前所拥有的一切：医院的体检政策、领导无微不至的关怀、家人始终如一的支持等。无论是身体还是心理，我都持续得到治愈、安慰和关怀。在黑暗的世界中，一束束光芒的出现，驱散了黑暗，将我从不见底的深渊中拯救出来。

术后一个月，我重新回到了工作岗位。到了 2024 年，已是我手术后的第 4 个年头。我和恋人结婚，并迎来了我们的宝宝。作为一名临床工作者，经历了身为肿瘤患者的角色后，面对许多与曾经的我相似的患者时，我更能深切体会他们的感受。医学常常是对他人痛苦的回应和努力，这让我对"有时治愈，常常帮助，总是安慰"有了更深刻的理解。同时，也让我更加深刻地认识到早诊早治的重要性。

专家科普

目前早期肺癌患者的主要治疗方式是手术，手术治疗效果好，生存率高，早期肺癌患者通过手术治疗，5 年生存率甚至可以达到 90% 以上，且目前的微创手术已经非常成熟，胸腔镜手术只需要打开一个约 3cm 的小切口，几十分钟以内即可完成。以前肺叶切除术联合淋巴结清扫术是治疗肺癌的标准术式，现在根据最新的研究表明，CT 上表现为磨玻璃结节为主的 ≤ 2cm 的肺癌可以进行亚肺叶切除术。这样手术的创伤更小、恢复更快、更安全有效。所以，肺癌并不可怕，最关键的是要早预防、早筛查、早发现、早诊断、早治疗。

专家简介

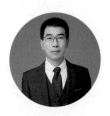

赵光强

云南省肿瘤医院胸外一科主任医师，医学博士，教授，博士研究生导师。

社会任职：

中国肺癌杂志 青年编委

胸外科学院西南分院 讲师

中国医师协会胸外科医师分会 委员

中国康复医学会呼吸康复专业委员会围手术期康复学组 副组长

中国研究型医院学会加速康复外科专委会胸外科学组 委员

中国肺癌防治联盟云南分盟 常委

云南省医师协会胸外科医师分会 主任委员

云南省抗癌协会肺癌专业委员会 主任委员

云南省肺癌防治协会 常务理事兼秘书长

云南省医学会胸心血管外科分会常委兼肺癌学组 组长

云南省医师协会肿瘤多学科诊疗专业委员会 常委

云南省抗癌协会肿瘤多学科诊疗专业委员会 常委

云南省抗癌协会肿瘤精准治疗专业委员会 常委

云南省肿瘤诊疗质量控制中心 委员

美国 MD 安德森癌症中心、香港大学玛丽医院 访问学者

卫健委癌症早诊早治项目云南省肺癌筛查及早诊早治项目专家组成员

教育部"高原区域性高发肿瘤国际合作联合实验室"成员

国家支撑计划农村基本医疗卫生关键技术研究与示范项目专家组成员

作者简介

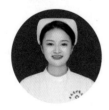

李正秋

云南省肿瘤医院 胸外一科护师

健康体检，助力精彩人生

编前按

　　李师，50岁，云南玉溪人，经营饭店。平日里家庭和睦、儿孙绕膝，生活过得悠然自得。随着经济条件慢慢变好，健康意识增强，李师到一省级医院健康管理与肿瘤筛查中心进行了一次全面的健康体检。由于考虑到李师的职业特点，医生建议他在体检过程中着重注意对肺癌的筛查，结果还真发现了问题。接下来，让我们一起来听听李师的故事。

身体健康，却成了一名癌症患者

　　我也没想到自己居然得了癌症。平常我的身体健朗、精力充沛，每天在自家经营的饭店里，穿梭于灶前炉边，迎来送往，为顾客准备美味佳肴；闲暇时，在院内树下，摇着蒲扇、哼着小曲儿，日子过得惬意舒适。

　　那天，我的家人带我来到了一家省级医院的体检中心，进行相关体检咨询，虽然我自认为身体好，没有任何不舒服，疑惑是不是需要花这个"冤枉钱"，但经过全方位考虑和对自己健康的重视，最终对于肿瘤筛查中心的建议欣然接受。在与科室医生的交谈中，我和家人深深地感受到了健康体检的重要性。首先，医生会根据患者的自身情况，对患者做出体检套餐的推荐。结合我工作的特殊性——常年吸入大量油烟，且很长时间未进行过体检，健康管理中心的医生为我推荐了合适的体检套餐，建议我在体检过程中注重对肺癌的筛查，这一专业的建议源于常年吸入油烟是罹患肺癌的一大危险因素。我和家人进行了反复的咨询后，做了肺部低剂量螺旋CT 检查，并且联合了肺癌七项的检查。在检查过后，我依然坚信自己的身体没问题，做完检查后就安心地回家了。

几天后，我的家人接到了体检中心医生的电话，医生进行了相关病情解释，告知我的胸部 CT 存在问题，让我返院。家人怕我担心，让我的侄女儿先去医院找医生咨询。体检胸部 CT 检查结果提示：右肺下叶前基底段肺底处可见一部分实性结节，大小约 0.7 厘米 × 0.8 厘米，边缘欠清；肺癌相关自身抗体检测（七项）：GBU4-5 自身抗体增高。结合我的胸部CT 检查结果，放射科的医生建议我 3 个月后返院复查胸部 CT。但体检中心的医生不敢怠慢，结合我的工作环境及胸部 CT 的检查结果，体检中心联系了一位胸外科的专家为我阅片，并建议我至胸外科进一步系统诊疗。

入院后，胸外科的专家再次对我的胸部 CT 进行讨论，认为虽然 CT 结果显示结节较小，但属于高危结节，恶性可能性较大，且我常年大量吸入油烟，增加了肺癌的患病风险，建议我行手术治疗。全家商量过后，我同意接受手术治疗。术后病理结果提示：浸润性肺腺癌，腺泡型伴乳头型，癌组织紧邻胸膜，镜下未见脉管、神经侵犯及气腔播散。我成了一名癌症患者，但幸运的是由于我接受了专业的健康管理与肿瘤筛查建议，我没有给肿瘤细胞更多的机会。

我的手术十分成功，术后 3 个月返院复查，结果良好，接下来的日子，我依然可以继续享受美好生活。

专家科普

健康管理与肿瘤筛查，让疾病防于未然

1. 肺癌的高危人群

肺癌筛查，就是通过有效的筛查方案，对高危人群进行简单、有效的检查。高危人群主要包括以下 6 大特征：

①年龄 >50 岁；

②长期吸烟或被动吸烟；

③厨师；

④长期从事煤矿、钻井、采油、化工等工作；

⑤有肺癌家族史；

⑥患有慢性阻塞性肺疾病、肺纤维化等疾病。

如有上述情况，建议每年做一次肺癌筛查。

2. 肺癌筛查的手段

①胸部 CT 检查：简单易行，目前最常用的是低剂量螺旋 CT；

②病理学检查：包括细针穿刺、支气管镜检查、微创手术等；

③痰液检查：如果出现痰中带血且出血量较多的情况，还需要通过痰液检查来进行诊断。

除了上述的高危人群需要进行肺癌筛查，我们普通人在日常体检中也会进行肺部 CT 的检查。其中，我国肺结节的患病率为 10%～20%。遇到肺结节，大家不要慌，因为肺结节良性概率较高，远大于恶性概率。但是，如果您的肺结节出现以下情况，那肺结节癌变的概率就会增加：

①肺结节直径 ≥ 1.5 厘米或者直径在 0.8～1.5 厘米且表现出分叶、毛刺、胸膜牵拉、血管穿行等 CT 征象；

②直径 > 0.8 厘米的磨玻璃结节。

3. 查出了肺结节该怎么办呢？

首先要明确，肺结节不等于肺癌，因此不用过度惊慌和焦虑。咨询专业的医生，或进一步检查，一般都能帮助我们做出判断。以下是一些建议：

①一般来说，1～3 毫米的肺结节基本是良性的，1～2 年做一次肺部

CT 看看有无变化即可。

②如 CT 发现肺部实性结节，且患者有吸烟史或其他高危因素，且结节直径＜5 毫米，可根据情况 6～12 个月复查一次；如结节直径为 5～10 毫米，可根据情况 3～6 个月复查一次。

③如 CT 发现单个纯磨玻璃结节或单个混合密度磨玻璃结节，且结节直径＜5 毫米的根据情况 6～12 个月复查一次；结节直径 5～10 毫米的根据情况 3～6 个月复查一次。

④如发现多个非实性结节，若结节直径＜5 毫米，可根据情况 6 个月复查一次；结节直径 5～10 毫米，可根据情况 3 个月复查一次。而直径＞10 毫米的肺结节是恶性肿瘤的可能性较大，建议立即就医进行进一步诊疗。

专家简介

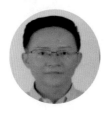

高正衡

北京大学肿瘤医院云南医院健康管理与肿瘤筛查中心教授，主任医师。

社会任职：

云南省糖尿病合理用药管理委员会 副主任委员

云南省第一、第二届糖尿病学分会 委员

云南省第五届内分泌学分会 委员

云南省第三届健康管理学分会 常务委员

云南省医师协会肿瘤多学科诊疗委员会 委员

云南省大健康产业分会 委员

被评为北京大学肿瘤医院云南医院医德医风优秀个人，参编昆明医科大学教材一部。主要擅长与肿瘤相关的内分泌代谢性疾病的预防和诊治，如糖尿病足病、糖尿病神经病变、难治性甲亢等。

2

肝癌和结直肠癌篇

是他们，创造了我的生命奇迹

我叫赵存柱，云南省泸西县旧城镇木龙新寨子村人。到现在我已经抗癌 6 年多了。

2018 年 3 月，在一次偶然检查中发现我的甲胎蛋白水平偏高，我本身患有乙型肝炎，在医生建议下，我来到了云南省肿瘤医院介入科，通过完善各种检查后确诊为原发性肝癌，伴有肺转移。当时，我受到了极大的心理打击，非常悲观，甚至一度考虑过最坏的情况，整天忧心忡忡，医生给我做了心理疏导，并帮助我制定了科学专业的治疗方案。手术非常成功，我的身体很快得到了恢复，还能下地干农活，生活质量也有了明显的提升。

然而，2 年后的一次检查中，我的甲胎蛋白水平又出现增高，肝右后叶又发现一个肿瘤，随后我又一次接受了消融治疗。术后我的病情基本得到了控制。多次治疗、多次复发，我一次次战胜了疾病，也健康地生活至今。这得益于医术精湛的医生和科学有效的治疗方案。

家庭的关爱和亲人的悉心照料是我战胜疾病的一大法宝。妻子不离不弃、携手相伴，女儿温暖贴心、成绩优异，长子的关心和深厚的父子情谊给了我最无私的帮助，让我拥有战胜疾病的信心和勇气。

我相信，保持积极乐观的心态，吃得好、喝得好、睡得好，并积极锻炼，相信专业医疗，相信科学方法，积极配合治疗，我的病情一定能有所好转。

专家科普

一、对于中晚期肝癌患者，基于介入治疗联合其他治疗是延长患者生存时间，改善患者生活质量的重要保证。

二、患者积极乐观的心态以及对医生的依从性，在提高生存质量方面有积极的作用。

三、该患者患晚期肝癌，基于合理治疗和乐观心态，高质量生存时间达6年之久，实属鲜见，而且生存奇迹仍在持续。

专家简介

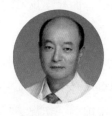

黄明

昆明医科大学第三附属医院 云南省肿瘤医院微创介入医学科主任，主任医师，硕士研究生导师。

社会任职：

国家放射与治疗临床医学研究中心介入医学创新联盟（IMIA）副理事长、云南创新联盟 理事长

国家综合介入技术质控中心专家委员会 委员

国家卫生健康委能力建设和继续教育专家委员会 委员

中国抗癌协会肿瘤一体化专业委员会 副主任委员

中国人体健康科技促进会血管畸形及通路专业委员会 副主任委员

中国医师协会介入医师分会 常务委员

中国抗癌协会（CACA）指南认证专家

云南省医学会介入医学分会 主任委员

云南省抗癌协会肿瘤介入学专业委员会 主任委员

云南省医师协会介入医师分会 副主任委员

科学抗癌，一位老兵的温情故事

我姓皇甫，从军 20 余载，后转业到地方工作至退休。我平时生活习惯良好，身体健康，只是偶感肝部不适，但没有过分担忧，总觉得疾病离自己很远。癌症严重影响着我们的生活质量和精神状态，而科学技术的发展让我们出奇制胜。我自己就是癌症前期筛查防治的受益者。

2019 年，在例行体检时，我被发现有肝硬化症状，经过肿瘤规范筛查技术和切片观察确定是癌症早期。我做梦都没有想过这种不治之症会降临到自己身上。一开始，我的情绪波动明显，易怒，眼前的一切都是阴暗的，甚至怀疑自己的日子是否到头了，产生了悲观怨世的心态。

在短暂的紧张恐慌之后，我平复了自己心中的郁闷和纠结，调整好心态，听取了医生和家人的建议，选择了积极治疗，进行了手术切除病变部位和术后多次介入治疗。

治疗期间，单位和组织的慰问让我感受到了党的关怀与温暖。同事和朋友的支持，特别是家人的鼓励是我最大的精神支柱，给予了我战胜疾病的勇气和力量。他们陪伴我度过了最艰难的时刻，给予我无尽的关爱和鼓励，他们的笑容与陪伴让我倍感欣慰，我感受到了人间的温情与爱，感受到了生活的温暖和美好。

除了进行医学治疗，我还非常注重心理调适。我用乐观的态度面对疾病，视其为人生的一次考验，坚信勇敢面对就能战胜它，活出精彩。

　　我学会了释放情绪，与家人和朋友分享我的感受，释放内心的压力同时分享快乐与喜悦，让爱与欢乐成为我们共同的力量。自 2022 年加入云南省抗癌协会康复会后，我找到了生命的"补给加油站"。在这里，我们享受党和政府的关心，普及科学防癌、抗癌知识，为健康事业贡献力量。我们做公益，传播正能量，相互理解支持，共同坚定战胜病魔的决心。

　　回顾这段抗击癌症的历程，我深感生命的脆弱与宝贵，也体会到生命的坚强。我明白了健康的重要性，也学会了珍惜自己生命中的每一个人……感谢为中国抗癌事业作出奉献的专家学者和医护人员，是他们的付出让我们重新燃起对生活的希望，拥有了今天的生命。

　　展望未来，我充满希望。

　　一、肝癌的筛查

　　慢性乙肝病毒携带状态、轻度脂肪肝、代谢性肝病等患者，最少每年行一次腹部超声及肿瘤标志物（AFP、CA125、CA153、CA199）检查；

　　年龄＞30 岁、慢性乙肝活动期、丙型肝炎、自身免疫性肝病、中度脂肪性肝炎等患者，最少 6 个月行一次腹部超声及肿瘤标志物检查；

　　男性≥40 岁、女性≥50 岁、有肝癌家族史、各种原因引起的肝硬化合并乙肝或者丙肝等患者，最少 3～6 个月行一次腹部超声及肿瘤标志物检查；

　　肝脏影像学提示肝脏低度或者高度不典型增生结节、AFP≥200μg/L 的患者，应每 3 个月常规筛查一次，每 6 个月加强筛查一次；

　　钆塞酸二钠增强核磁共振是进一步筛查早期肝癌人群的首选技术，能显著提高早期肝癌患者的诊断率。

　　二、肝癌介入治疗及患者可能出现的不良反应

　　2020 年我国肝癌新发病例占全球的 45.3%，死亡人数占全球的 47.1%。

肝癌介入治疗（TACE 和 HAIC）是中晚期肝癌患者的重要治疗手段。

肿瘤组织需要通过不断吸取血液中的养分而维持生长，肝癌介入治疗通过作用于为肿瘤提供营养的肝动脉而发挥杀伤肿瘤的作用。临床最常见的肝癌介入治疗为肝动脉化疗栓塞术（TACE）和肝动脉灌注化疗（HAIC）。

肝癌介入治疗是一种有效的治疗手段，但可能会伴随一些不良反应。以下是肝癌介入治疗过程中常见的不良反应及其处理方法：

1. 肝功能损害

轻度的肝功能损害通常无须特殊处理，可观察一段时间，待其自行恢复。如果肝功能损害严重，可能需要住院治疗，包括保肝药物的使用、调整饮食和休息，以及必要时进行肝功能支持治疗。

2. 胃肠道反应（恶心、呕吐、食欲降低）

对于患者出现的胃肠道反应，可以给予止吐药物，如盐酸格雷司琼、昂丹司琼等，同时调整饮食，进食易消化、营养丰富的食物，避免油腻和刺激性食物。

3. 血象降低（白细胞减少）

对于患者出现的血象降低，应定期监测其血常规，如果患者白细胞降低明显，可使用粒细胞集落刺激因子（G-CSF）等药物促进白细胞生长，同时注意预防感染。

4. 疼痛

对于患者出现的疼痛，可以根据疼痛程度给予适当的止痛药物，如非甾体抗炎药（NSAIDs）。对于严重疼痛，可能需要更强的止痛措施，如神经阻滞疗法。

5. 发热

轻度的发热通常无须特殊处理，可自行缓解。如果患者体温较高，可给予退热药物，如对乙酰氨基酚。同时，注意观察患者是否有感染迹象，必要时可使用抗生素治疗。

6. 栓塞后综合征（包括恶心、呕吐、发烧、疼痛）

对于患者出现的栓塞后综合征可以对症治疗，包括止痛、退热、止吐等。通常这些症状在介入治疗后 3～5 天逐渐减轻。

7. 肝功能失代偿（如顽固性腹水、消化道出血）

肝功能失代偿患者往往需要住院治疗，治疗措施可能包括给予利尿剂、腹腔穿刺放液、输血、内镜治疗等。

在处理肝癌介入治疗的不良反应时，重要的是密切监测患者的症状和体征，及时调整治疗方案，并与医疗团队保持良好的沟通。患者应遵循医嘱，定期复查，并在出现任何不适时及时告知医生。

专家简介

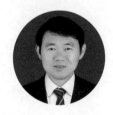

李红阳

教授，主任医师，博士，硕士研究生导师，现为北京大学肿瘤医院云南医院 云南省肿瘤医院 昆明医科大学第三附属医院肝胆胰外科主任医师，教授。

主要从事肝胆胰及腹膜后等腹部肿瘤的诊治，能熟练开展 ERCP、EUS 及肝肿瘤射频消融及机器人手术，擅长肝胆胰脾外科手术、腹腔镜微创治疗及肝硬化的分流和断流术。

社会任职：

中国癌性肠梗阻专业委员会 / 中国协作组 第一届委员

中国抗癌协会胃癌专业委员会 委员

中国医药教育协会肿瘤内照射医学专业委员会 委员

云南省抗癌协会腔镜与机器人专业委员会 委员

云南省抗癌协会肝癌专业委员会 委员

云南省转化医学学会介入学分会 委员

云南省抗癌协会血管通路专业委员会 委员

云南省预防医学会肝胆胰疾病防治专业委员会 委员

以第一作者发表 SCI 论著 4 篇（最高影响因子 7.6）、CSCD 核心论著 4 篇、中文及科技核心期刊 9 篇，主持或者参与国家自然课题 3 项，作为项目负责人主持省级课题 3 项及院级课题 3 项、参编专著 1 部、获专利 3 项。作为带教老师获得 2019 年云南省技能大赛一等奖，指导研究生创新基金 1 项。

彩虹之上：小玲结直肠癌防治的希望旅程

编前按

在 28 岁的年纪被诊断为结直肠癌，小玲经历了患病之初的无助、害怕，在家人、医生的鼓励和帮助下，她重拾勇气，乐观面对，积极治疗，同时还积极参与肿瘤的科普宣传，用自己的经历提醒更多的人关注肠道健康，定期体检。

在一个阳光明媚的早晨，28 岁的小玲开始了新的一天。

她充满活力，热爱生活，并坚持健康的生活方式，包括规律运动和均衡饮食。然而，最近她发现自己的大便中带有血丝。起初，她并未在意，以为只是轻微的痔疮。但随着时间的推移，便血的情况越来越严重，这开始让她感到不安。

去医院检查后，医生告知小玲，便血可能由多种原因造成，包括痔疮、肛裂、溃疡性结肠炎，甚至可能是结直肠癌。为了确诊，医生建议小玲进行肠镜检查。虽然小玲感到害怕，但她明白，疾病只有早期发现，才能有机会获得及时治疗。检查结果出来后，小玲不幸被诊断为结直肠癌，这个消息对她来说无异于晴天霹雳。经医生耐心解释，小玲得知，如果能够早期发现，结直肠癌的治疗效果通常是非常好的。

通过医生科普，小玲知道了结直肠癌一般是由肠息肉演变而成的。肠息肉是结肠或直肠内壁上的小肉质突起，大多数肠息肉是无害的，但某些类型的息肉，特别是腺瘤性息肉，有潜在的恶变风险。早期结直肠癌由于病变局限，治疗手段多样，且手术创伤小，恢复快，成功率高，患者长期生存率大幅提升。因此，早发现、早治疗至关重要，能显著提升患者的治愈率和生活质量。

小玲感到既震惊又庆幸。她意识到，如果自己再晚一些来医院，后果可能不堪设想。

在医生的指导下，小玲开始了她的治疗之路。完成必要的检查后，小玲接受了微创手术。得益于腹腔镜创伤小的特点，小玲术后恢复快，并发症少。经病理确定肿瘤的分期和分级后，医生为小玲制定了个性化的化疗方案。化疗造成身体不适，但小玲勇敢地坚持了下来，并在后期定期进行体检和肿瘤标志物检测，以监测病情变化和可能的复发迹象。此外，医生还为小玲提供了康复指导，包括营养建议、体能训练和心理支持，帮助她恢复身体功能和提高生活质量。

在整个治疗过程中，小玲展现出了惊人的勇气和乐观的态度。在治疗的同时，她还积极参与到对结直肠癌的科普宣传中，希望通过自己的故事，提醒更多的人关注肠道健康，及时就医，不要忽视身体的任何异常信号。

专家科普

1. 肠息肉——肠道健康的小警钟

肠息肉是肠道内壁上的小肉瘤，它们大多数是无害的，但有些可能会随着时间演变成癌症。肠息肉就像是肠道健康的小警钟，提醒我们定期检查，以预防可能的病变。

2. 肠息肉到直肠癌的悄悄演变

肠息肉发展成直肠癌的过程可能需要数年甚至数十年。在这个过程中，一些肠息肉可能逐渐增大并恶变。预防其恶性进展的关键是早期发现和干预，定期的肠镜检查可以发现并切除这些肠息肉，从而降低癌症的发生风险。

3. 结直肠癌的三级预防

一级预防：通过健康的生活方式，如均衡饮食、适量运动、戒烟限酒，来降低患病风险。

二级预防：定期进行肠镜等筛查，早期发现并治疗肠息肉，防止其发展成癌症。

三级预防：对确诊的癌症患者进行积极治疗，提高其生存率和生活质量。

4. 早癌筛查——守护健康的前哨

早癌筛查是针对无症状人群的检查，目的是早期发现并治疗癌症。对于有家族史或遗传倾向的高危人群，更应重视早癌筛查，这可能是他们远离癌症的关键一步。

5. 结直肠癌的诊疗模式

结直肠癌的治疗需要综合考虑手术、化疗、放疗等多种方法。对于早期癌症患者，手术切除是首选；对于局部晚期或转移性癌症患者，可能需要综合治疗方案。个性化治疗计划对于提高患者治疗效果至关重要。

小玲的故事提醒我们，结直肠癌是一种可防可治的疾病。健康的生活方式、定期筛查和及时就医，可以显著提高早期发现率和治愈率。让我们共同努力，提高公众对结直肠癌的认识，采取积极措施，保护自己和家人的健康。

专家简介

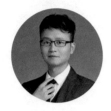

沈焘

北京大学肿瘤医院云南医院 云南省肿瘤医院 昆明医科大学第三附属医院信息中心兼职副主任 / 结直肠外科副主任医师，肿瘤学博士，在站博士后，硕士研究生导师。

社会任职：

中国肿瘤营养基层 500 强培训基地（云南）召集秘书

中国经自然腔道取标本手术（NOSES）联盟分子诊断技术（PPS）分会 青年理事

美国妙佑医疗国际（MayoClinic）访问学者

云南省中青年学术和技术带头人 后备人才

云南省医学会肠内肠外营养学分会 副主任委员

云南省抗癌协会肿瘤营养专委会 副主任委员

云南省预防医学会肿瘤预防与控制专委会 副主任委员

云南省医师协会普外科分会青委 副主任委员

云南省医学会肿瘤学分会青委 副主任委员

云南省昆明医学会普外科分会 副主任委员

云南省抗癌协会肿瘤营养专委会加速康复外科（ERAS）学组 组长

云南省医学会肿瘤学分会泛家族遗传性肿瘤防控学组 副组长

云南省抗癌协会肿瘤防治科普专委会 常务委员

云南省医师协会结直肠肿瘤专委会 秘书

云南省抗癌协会大肠癌专委会 秘书

云南省医学会肿瘤学分会结直肠学组 秘书

云南省肿瘤诊疗质量控制中心肿瘤外科质控专业组 秘书

寻找黑暗中的微光，重拾幸福与快乐

编前按

当一个人因为体检发现了早期癌症，你会感叹其不幸患癌，还是会替其庆幸尚是早期。面对人生的困境，换一个角度，或许将豁然开朗。

人生的道路总是充满了未知与变数，有时不幸会悄然降临，让人猝不及防，但有时，幸运又会在黑暗中点亮一盏明灯，给予我们希望与力量。我便是这样一个在不幸与幸运交织中，重新拥抱生活的人。

2023 年 2 月 11 日，只是一次常规的胃肠镜检查，我竟意外地发现自己罹患了早期直肠癌。病理检查报告单出来的那一刻，"直肠癌"这几个字犹如晴天霹雳，狠狠地击中了我。我的世界瞬间崩塌，仿佛陷入了无尽的黑暗。

那一刻，死亡的阴影如一张巨大的网，紧紧地将我笼罩。恐惧如潮水般汹涌而来，瞬间淹没了我。我茫然失措，不知道未来的路在何方；无望的情绪在心底蔓延，仿佛生命的烛火即将熄灭；痛苦如千万只蚂蚁，啃噬着我的灵魂。曾经充满欢笑与快乐的生活，在那一瞬间变得遥不可及，生命的希望似乎也在那一刻悄然消逝。

我断绝了和朋友们的联系，把自己封闭在病房里，独自承受着这巨大的打击。每一分每一秒，我都感觉死亡在一步一步地逼近，而我却无能为力。病房里的白色墙壁，冰冷的医疗器械，都让我感到无比的压抑和孤独。

然而，在这黑暗的深渊中，一些微弱的光芒开始逐渐显现。首先是医护人员，他们用温暖的话语和坚定的眼神给了我力量。他们告诉我，直肠癌并非绝症，只要积极治疗，就有战胜病魔的希望。他们耐心地为我制定治疗方案，细心地疏导我的情绪，让我感受到了温暖和关怀。还有我的家人，当他们得知我的病情后，紧紧地围绕在我身边，给我无尽的支持和鼓励，他们的陪伴让我明白，我不是一个人在战斗，我还有他们，还有一个温暖的家。

在孤独的时刻，我也开始重新审视自己的人生。我意识到，生命是如此脆弱和宝贵，而我之前却从未真正珍惜过。我曾经为了一些琐事烦恼，为了一些无谓的争吵而生气，却忽略了身边那些真正重要的人和事。如今，当生命受到威胁时，我才明白，快乐和希望其实一直都在身边，只是我没有用心去感受。

虽然抗癌的路依然充满了未知的挑战，但我决定不再逃避，不再恐惧。我要勇敢地面对病魔，为了自己，为了家人，为了那些关心我的人，努力地活下去。我相信，在这黑暗的尽头，一定有属于我的光明和希望。我在医院里积极配合医护人员做了直肠癌切除手术，并在 3 个月后进行了临时造口回纳手术。

回想起手术后躺在病床上的我，心中充满了对未知的恐惧，但更多的是对生的渴望。手术后的恢复过程是艰难的，身体的疼痛、心理的压力，如同一座座大山压得我喘不过气来。但我始终牢记着医生的嘱咐，一步一个脚印地走着康复之路。

那段时间，每一次的复查都是一次煎熬，每一点身体的变化都让我紧张不已。然而，随着时间的推移，身体逐渐好转，我感受到了生命的顽强与坚韧。

在逐渐恢复的过程中，2024 年 1 月我加入"云南省抗癌协会康复会"这个充满爱与温暖的大家庭。

在合唱团里，大家的歌声汇聚成一股强大的力量，仿佛能够冲破一切阴霾。每一个音符都是我们对生命的热爱，每一段旋律都是我们对未来的期许。而在舞蹈队中，随着音乐的节奏翩翩起舞，我忘却了所有的烦恼和痛苦，只专注于当下的每一个动作，每一次呼吸。健身操则让我的身体变得更加强壮，让我有足够的精力去迎接生活的挑战。

1. 结直肠癌患者早诊早治的重要性

结直肠是人体消化系统中的重要部分，主要负责吸收水分和电解质，以及储存和排泄废物。此外，结肠中的有益细菌还参与发酵过程，帮助产生一些维生素，同时结肠和直肠的黏膜层保护肠道免受有害物质侵害。肠道也是人体最大的免疫器官之一，含有大量的免疫细胞，参与防御机制。这些功能共同维持着人体的健康和正常生理功能。

中国的结直肠癌患病率近年来呈现上升趋势。根据国家癌症中心在 2024 年发布的数据，2022 年中国结直肠癌新发病例数达到了 51.71 万例，死亡人数为 24 万例，已成为中国的第二大高发恶性肿瘤。并且，中国的结直肠癌患者 5 年生存率仍低于欧洲和美国，也低于亚洲的日本和韩国，主要原因是早期患者诊断率偏低。因此，早期筛查和诊断是改善结直肠癌患者预后和提高生存率的关键。

2. 肠息肉如何发展至结直肠癌，如何预防肠息肉恶性进展？

肠息肉发展成结直肠癌的过程通常需要数年时间。这个过程被称为

"腺瘤－癌序列"。在这一过程中，肠息肉首先从良性腺瘤逐渐发展为异型增生，最终可能发展为癌症。

预防肠息肉恶性进展的关键是早期发现和治疗。定期进行结肠镜检查是发现和移除肠息肉的有效方法。此外，保持健康的饮食习惯，减少红肉和加工肉类的摄入，增加纤维摄入，控制体重，戒烟和限制酒精摄入也有助于降低患结直肠癌的风险。

3. 结直肠癌患者的筛查方法有哪些？

结肠镜检查：通过在肛门插入带有摄像头的软管，医生可以直接观察结肠和直肠的内部情况，发现并移除肠息肉或早期肿瘤。

粪便隐血试验（FOBT）：检测粪便样本中肉眼不可见的血液，是常用的筛查方法之一。

粪便免疫化学测试（FIT）：一种更敏感的粪便隐血检测方法。

CT 结肠成像（CTC 或"虚拟结肠镜"）：使用 CT 扫描技术创建结肠的详细图像，以发现肠息肉或其他异常。

粪便 DNA 检测：检测粪便样本中的特定 DNA 变异，可以检测到肠息肉或早期结直肠癌。

4. 结直肠癌患者的治疗方法

结直肠癌的治疗取决于多种因素，包括癌症的类型、分期、位置，以及患者的整体健康状况。治疗方法可能包括：

手术：是治疗结直肠癌的主要方法，可能涉及切除肿瘤及其周围组织，有时还包括邻近的淋巴结。

放疗：使用高能射线杀死癌细胞或缩小肿瘤，可以在手术前后进行，有时也用于缓解症状。

化疗：使用药物杀死癌细胞，可以作为辅助治疗降低复发风险，或用于晚期癌症的治疗。

靶向治疗：针对癌细胞的特定分子进行治疗，这些药物通常用于晚期或转移性结直肠癌。

免疫治疗：通过激活或增强患者的免疫系统来攻击癌细胞，适用于某些类型的结直肠癌。

姑息治疗：对于晚期癌症患者，重点在于缓解症状和提高生活质量，而不是治愈癌症。

5. 结直肠癌患者康复指导

结直肠癌患者康复是一个长期的过程，涉及身体和心理的恢复。以下是一些康复相关的关键点。

术后护理：患者术后需要注意休息，逐渐恢复体力活动，遵循医生的指导进行饮食调整。

营养支持：保证充足的蛋白质和维生素摄入，必要时可咨询营养师。

心理支持：患者在癌症治疗和康复过程中可能会伴随焦虑和抑郁，心理咨询和支持团体可以帮助患者调整心态。

定期复查：定期进行体检和相关检查，监测病情变化，及时发现可能的复发。

专家简介

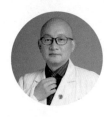

李云峰

云南省肿瘤医院结直肠外科主任，二级教授，主任医师，博士研究生导师，云岭名医。

社会任职：

中国经自然腔道取标本手术（NOSES）联盟云南分盟 理事长

中国医师协会结直肠肿瘤专委会 常委

中国医师协会结直肠肿瘤专委会腹膜肿瘤专委会 副主委

中国医师协会腹腔镜外科医师培训基地 主任

中国抗癌协会大肠癌专业委员会 常委

中国抗癌协会腹膜肿瘤专业委员会 常委

中国医师协会外科医师分会多学科会诊（MDT）专委会 委员

云南省抗癌协会大肠癌专业委员会 主任委员

云南省医师协会结直肠肿瘤专委会 主任委员

云南省医学会肿瘤学专委会结直肠学组 组长

云南省医学会外科学专委会胃肠肿瘤 MDT 学组 组长

云南省结直肠肿瘤创新团队 负责人

一位七十一岁老人的抗癌战斗与胜利

编前按

　　痔疮和直肠癌症状有相似之处，容易造成混淆，希望本文的真实故事，能给各位读者一个提醒，关注自身健康，及时诊治，做自己的健康第一责任人。

　　我今年已年满71周岁，是一名低位直肠腺癌患者。自2017年确诊并手术至今，已近7年。我的术前肿块距肛门口仅5厘米，大小为3厘米×8厘米，侵占直肠周径三分之二，术后病理结果显示肿瘤中低分化，分期为ⅢA期，并有6枚区域淋巴结转移，属于中晚期癌症。

　　在省级医院住院后，医生们为我制定了科学合理的治疗方案。首先是放疗，待肿块缩小到合适范围，再行手术切除，以降低手术过程中癌细胞扩散的风险。2017年12月21日上午，医生为我进行了手术，手术很成功。手术后接着是化疗。

　　我开始突发呕吐，疑似化疗药物反应，在呕吐加剧、胃肠部剧痛、无食欲后，我再次入院，经检查确定为肠梗阻，吻合口狭窄。考虑到我年龄偏大且刚手术不久，医生给予保守治疗肠梗。保守治疗未见效果，医生决定立即进行开腹手术。清理了梗阻和粘连后，医生又在右腹升结肠处开一造口，以减轻吻合口的排便负担。

这次手术后，我的体重迅速从 83 千克降至 63 千克，身体极度虚弱。但求生的本能告诉我，必须坚持，坚持才能胜利。

于是我抛弃一切杂念，专心养病。坚持按时服药，积极配合治疗；坚持饮食调理，吃有营养易消化的食物；坚持缓慢行走，到户外公园吸收新鲜空气及阳光，融身于大自然。这样坚持了半年，身体果然一天天好转。半年后，我体能恢复了许多，再次回到医院做了造口回纳手术。至此，一年中 3 次大手术的历程结束，我保住了性命。

此后，我开始了漫长的调理康复过程。经过多年的坚持和不懈努力，除了排便功能，我的体能和各项指标都已大幅恢复。

回想这 6 年多来的抗癌康复历程，充满艰辛和挑战，让我积累了一些深刻的抗癌体验和感悟。

第一，要科学正确地认识和对待癌症。多读有关癌症防治的文章和书籍，充分了解癌症的产生和预防方法。癌症是一种慢性疾病，其发展过程可能很长，往往历经几年甚至十几年。以我为例，确诊肠癌前四五年中，我就经常有肛部不适的感觉，也曾几次就医，都被诊断为痔疮，用药后症状缓解我也没重视。直到 2017 年年底出现了便血和大便变细，经人建议做了肠镜检查，才被确诊为癌症。如果我早有防癌意识和知识，在息肉阶段就进行摘除，可能就不会发展到后来的严重地步。我的惨痛经历，提醒大家一定要重视癌症，加强对癌症的认知，防患于未然。

第二，要保持乐观向上、豁达开朗的心态。患了癌症，不能悲观厌世，萎靡不振，要相信科学，积极治疗。

第三，坚持写好抗癌日记，记录病情变化、饮食结构以及康复过程中的点点滴滴。我一直坚持每日写日记，从不间断。我时常翻阅日记，按身体康复的程度和要求适时调整康复方式，这为我的康复发挥了大作用。

第四，科学生活，远离各种可能致癌的环境和因素。大量的抽烟，酗酒，贪吃腌制、油炸、变质腐败、过热食品，长期身处受污染的环境，都是不同程度的致癌诱因，要尽量避免。

第五，要循序渐进锻炼身体。从第 3 次手术恢复后，我开始逐步增加活动和锻炼。起初，我只能沿着盘龙江两岸步行 1000 米，但随着时间的推移，我逐渐能一次走 5000 多米。此外，我还喜欢骑自行车、游泳、打羽毛球、爬山等户外活动。经过多年的锻炼，我的体能已经接近术前水平。

专家科普

1. 结直肠癌患者的早期症状

结直肠癌患者早期可能没有明显症状，但随着病情发展，可能出现以下症状。

便血：可能是直肠癌患者最常见的症状，血液可能混在大便中或在大便表面。

大便习惯改变：包括便秘、腹泻或两者交替出现，大便次数增多或减少。

腹痛或腹部不适：可能感到腹部疼痛或持续性不适。

体重下降：无明显原因的体重减轻可能是癌症消耗身体的一个信号。

贫血：由于慢性出血，患者可能出现疲劳、虚弱或面色苍白等症状。

狭窄或梗阻：肿瘤可能阻塞肠道，导致排便困难或完全梗阻。

直肠刺激症状：如频繁排便的冲动或排便不尽感。

专家简介

李云峰

见 P67

2. 直肠癌患者的术后饮食和日常饮食

直肠癌是一种常见的肿瘤，手术治疗是主要的治疗方式之一，饮食调理对于患者的术后康复至关重要。

术后应以易消化的饮食为主，避免油腻、辛辣、刺激的食物。可以从米粥、面条、蒸蛋等软食逐渐过渡到正常饮食。

康复期饮食应均衡搭配，保证食物多样化，适量摄入肉、蛋、奶等优质蛋白质，多食用蔬菜、水果、全谷类和豆类食物，有助于促进肠道蠕动，预防便秘。科学合理的饮食调理，可以更好地促进患者身体康复，预防复发。

专家简介

周岚

见 P33

3. 痔疮和直肠癌的鉴别

痔疮，其实是肛门静脉丛扩张、变形形成的。想象一下，患者长时间坐着或用力排便时，肛门周围的血管压力增大，就像被吹胀的气球，久了就可能"漏气"，表现为便血，通常是鲜红色，附着在大便表面，也可能伴有肛门瘙痒、疼痛感。但大多数痔疮不会转变为癌症，及时治疗通常能有效缓解。

相比痔疮，直肠癌则是需要高度警惕的。它的早期可能悄无声息，但随着肿瘤增长，可能会引起便血，这种血色往往较暗，甚至呈黑色，有时会和

一位七十一岁老人的抗癌战斗与胜利

粪便混合。除了便血，还可能伴有排便习惯改变、腹痛、体重莫名下降等症状。直肠癌若能早期发现并治疗，预后往往较好，因此一旦有上述警讯，务必尽早就医。

鉴别直肠癌与痔疮的几个关键点包括：

便血情况：痔疮的便血多为鲜红色，与粪便不相混合；直肠癌的便血常为暗红色，可能伴有黏液或脓液。

发病年龄：痔疮可发生在任何年龄，而直肠癌多见于中老年人。

排便习惯：痔疮患者排便习惯通常不变，直肠癌患者则可能有大便习惯的改变。

直肠指检：痔疮是柔软的肉团，直肠癌则表现为质硬的肿块，活动度差。

因此，当出现便血等症状时，应及时就医，进行详细的检查和诊断，以区分这两种疾病。

4. 人工肛门（肠造口）患者的家庭护理

肠造口的概念

在一些特殊治疗的前提下为挽救生命而暂时或永久地将肠管缝合至腹壁作为排泄粪便的出口，俗称"人工肛门"或者"挂粪袋"。

在结直肠外科，肠造口很常见，因为腹壁的肠造口像玫瑰花，我觉得应该称呼他们为特殊的"玫瑰人群"。

统计数据显示，目前，我国肠造口患者总数已经超过100万，而且这一数字还在以每年约10万的速度增长。

肠造口的分类

按照回纳情况的不同，可分为临时造口和永久性造口；按照造口部位不同，可分为乙状结肠造口、降结肠造口、横结肠造口、升结肠造口、回肠造口、空肠造口等。

肠造口的呵护

首先，是心理上的接受，每个人和肠造口相处的方式不一样，云南省肿瘤医院结直肠外科每年会定期举办"玫瑰之约"等不同主题的肠造口患者联谊会，帮助大家与身体上的这个特殊"玫瑰"更好地相处。

患者日常在家需要注意的就是清洗造口及周围皮肤时尽量用纱布、湿纸巾、棉球蘸取温水进行擦拭，而且由内向外擦会更好，一般不要用碱性肥皂或消毒剂，避免皮肤损伤。

剪裁造口袋需要分清楚是小肠造口还是结肠造口，如果是小肠造口，需要特别注意造口周围皮肤红肿问题，造口出来的一般是碱性肠液，腐蚀性比较强，加之粪水长时间浸渍，容易刺激皮肤引起刺激性皮炎，遇到此类情况时，应该剪裁造口袋至合适尺寸，太大容易发生皮炎，过小会摩擦肠黏膜甚至引起出血，最佳剪裁尺寸是底盘比造口大1～2毫米即可。

完全没必要频繁更换造口袋，一般两件式造口底盘使用时间为5～7天，一件式使用时间为1～3天，但如果造口周围体毛过密，应提前将体毛剔除，如果皮肤对黏胶成分过敏，出现过敏性皮炎，可选用抗过敏药膏涂抹，同时更换造口袋种类或使用皮肤保护膜，但要注意粘贴新的造口袋之前要将抗过敏药膏擦干净，否则会影响造口袋的粘贴。

目前市场上出售的造口袋总的来说分为两大类：一件式造口袋和两件式造口袋。一件式造口袋的袋体和底盘粘连在一起不可分离，底盘薄、柔软，与皮肤的相容性和顺应性强，适合造口水肿及术后早期的患者使用。两件式造口袋的袋体和底盘可以分离，底盘粘贴于腹壁后再套上造口袋，可随意变换造口袋的袋口方向，造口袋可随时进行清洗和更换，可重复使用。二者中没有哪种更好，选择适合自己的就是好的。

还有需要注意的一些小贴士

保护好造口周围皮肤，合理使用皮肤护理用品，如保护膜、保护粉等。

应经常检查造口袋粘贴是否牢靠，特别是外出上下班、运动、入睡前应排空造口袋。

平时应随身携带备用袋，特别是当大便稀薄时。

衣服尽量柔软、宽松、舒适，腰带不宜过紧，不要压迫造口处。

造口手术后，只要精力允许，仍然可以正常工作生活，但应避免提举重物，以免发生造口疝。

专家简介

沈焘

见 P62

与癌共存——不是抗争，而是和解

　　车女士是一名急诊科基层医务工作者，40 岁的她，有着十多年的急诊科工作经验。由于急诊科工作繁忙和不规律，她的一日三餐也不规律。大便习惯的改变和偶尔的腹痛并未引起她的足够重视。然而，生活总是充满意外和挑战。2023 年 5 月，她在单位体检中被怀疑患有结肠癌，随后在上级医院被确诊为结肠癌。

　　作为医生，车女士比谁都清楚癌症的严重性。面对两个年幼的女儿和待业的丈夫，她深知自己是家中的支柱，因此，她选择了坚强，她用坚定的信念和顽强的毅力，踏上了艰难的抗癌康复之路。

　　在单位领导和同事们的帮助下，车女士得到了捐款，来到云南的省级肿瘤专科医院就诊。经手术治疗后，先后又经历了热灌注治疗、化疗和靶向治疗。经过 1 年多的抗癌治疗，目前她已重新恢复了正常的工作和生活。

初识病魔

　　我叫车某华，今年 40 岁。2023 年，在一次单位例行体检中，我被怀疑患有结肠癌，随即到上级医院检查，最终被诊断为"结肠癌"。这个消息如同一颗重磅炸弹，让我猝不及防。作为一名急诊科医生，虽然每天面对突如其来的意外和死亡，对生死早已有所看淡，然而当这种"意外"真正降临在自己身上时，那种恐惧与绝望才真正感同身受，才能真正感受到面对生死抉择时的两难与无助。

恐惧过后，我选择了坦然接受。我年幼的女儿、家人、朋友以及患者还需要我，我不能就此放弃。于是我开始主动学习关于结肠癌的知识，了解治疗方法和康复路径，为接下来的治疗做好准备。

规范的治疗与坚持

2023 年 6 月 7 日，我住进了省级肿瘤专科医院结直肠外科。主管医生对我的病情和治疗方案进行了讲解，虽然当时听得不是很明白，毕竟术业有专攻，但我想：既然来到了权威的肿瘤医院，那就把自己的生命托付给医生吧，我该做的就是按照医生的治疗方案，积极配合治疗。经过一系列的检查过后，我于 6 月 14 日进行了手术治疗，术后病理结果显示为"中低分化腺癌"。由于术中肿瘤与左侧腹壁粘连严重，侵犯左侧腹壁组织及腹膜后血管，术后我立即接受了热灌注治疗。

6 月 27 日出院后在家休养，待身体好转一些，我开始了后期的化疗和放疗。刚开始化疗时，感觉只是普通的输液，没有想象中的恶心、呕吐等症状，我心里还挺高兴，以为是自己身体素质好，对不良反应的耐受性比较强。但在输完液的第二天，我开始真正体会到化疗的威力：胃里翻江倒海，不仅吃不下饭，连喝口水都会感到强烈的恶心，我被折腾得痛苦万分。化疗带给我的感受是复杂且痛苦的，每次进食都像是与身体的搏斗，脱发、乏力、头晕、全身疼痛、白细胞降低后的发热也是常见的症状。每天从早到晚地输液，感觉我已经被绑在了病床上，无法逃脱这种无尽的折磨，这严重影响了我的生活质量。除了身体上的痛苦，化疗带给我的更多是心理上的压力和挑战，尤其是对治疗效果的担忧，此时我出现了焦虑、抑郁和绝望，感觉自己成为一个负担，甚至产生过轻生的念头。幸好有医生和护士的开导、家人的陪伴，才让我渡过难关，顺利完成整个化疗过程。

化疗过后是放疗，不良反应比化疗稍微小一些，我只出现了局部的皮肤瘙痒和红肿，偶尔会感到疲劳。再加上复查的一些肿瘤指标都在正常范围内，此时的我更加坚定了信心，相信自己当初的选择和坚持。这种信念也成为我战胜癌症的重要动力。

整个治疗过程漫长而艰辛，但我保持着乐观的心态和坚定的信念，积极配合医生的治疗方案，无论是手术、化疗还是放疗，我都勇敢地面对，将癌症视为生活的一部分，我积极应对治疗的痛苦和不适，主动寻求解决问题的办法，而不是逃避或拖延。

康复与自我调整

目前，我已经走过了一年多的抗癌历程。每次的复查指标均正常，情况也比较稳定。如何安全度过 5 年的关键期，是我目前最关心的问题。为此，我查阅了相关的医学文献，因为我知道，任何一个肿瘤患者如果想做到"带瘤生存"，就要深入了解疾病，才能做到有效抗复发、抗转移。

于是我开始注重自我调整和康复，改变了过去不良的生活习惯。我注重饮食健康，并坚持每天适量运动，还积极学习康复相关的知识和技巧，努力提高自己的身体素质和免疫力。同时，我也积极参与各种癌症康复组织的活动，与我的患者和病友分享经验、交流心得，共同面对癌症带来的挑战。

心态与信念

随着肿瘤患病率越来越高，肿瘤已不再是离我们很遥远的疾病。我们每个人都应该爱护自己，尽可能多地掌握肿瘤的防治知识，远离肿瘤。相信医学的力量，相信医生的专业，更要相信自己的毅力。

经历了这样的一场生死浩劫后，我明白了抗癌康复之路并不容易，需要乐观的心态和坚定的信念才能战胜病魔。正是这种信念和毅力支撑着我走过了一个又一个艰难的治疗阶段，最终取得了抗癌康复的初步胜利。

与癌共存

与癌共存需要勇气、决心和耐心。与癌共存不是简单地接受疾病的存在，而是要学会如何在身体和心理上适应并管理疾病，以维持生活的质量和乐趣。对于那些正在经历癌症治疗或癌症康复的人们，当遭遇癌症这样的重大疾病时，我们不应该害怕或退缩，而应该以科学、理智的态度面对它并战胜它。

只要我们保持乐观的心态、积极配合治疗、注重自我调整、坚定信念，就能够赢得抗癌康复的胜利，与癌症和平共处，并继续享受美好的生活。

医生科普

肠癌患者就一定要肠造口吗？

想象一下身体内有一条繁忙的道路，而肠道就是其中一条关键的运输线。不幸的是，有时候这条路上会出现一个大坑——肠癌，阻碍了正常通行。肠癌的治疗目前仍是以手术为主的综合治疗。有时候，医生可能会建议修建一条"便道"，这便是肠造口。为什么肠癌治疗时，有些患者需要做个肠造口呢？这得从癌症的位置和大小说起。如果肿瘤长在肠道的某个狭窄位置，或是已经长得很大，直接手术切除不仅难度高，还可能影响肠道的正常工作（如控制排便的能力）时，为了保证手术安全，同时让患者身体有时间恢复，医生会做一个临时的肠造口。但如果肿瘤位置特别低，距离肛门特别近，就有可能要做永久性的肠造口。

肠造口，简单来说，就是把一段肠道拉出来，在腹部开个小口连接，这样原本的肠道运输线就暂时改道了。粪便不再经过病灶部分，而是直接从这个新开的口子排出，用一个小袋子收集起来。听起来有点复杂，但其实是为了让身体有个缓冲期，更好地应对接下来的治疗。

做了肠造口，并不一定意味着生活质量大打折扣。现在有很多护理产品，加上正确的使用指导，大多数肠造口患者能适应并维持相对正常的生活。重要的是，肠造口给了治疗更多的可能性，比如，后续可能需要的放疗或化疗，都能更顺利进行。

当然，不是每个肠癌患者都需要肠造口，医生会根据每个人的具体情况来判断。如果真到了那一步，别怕，有我们专业的结直肠外科团队一路陪伴，教你如何照护这个"新朋友"。记得，面对疾病，保持乐观的心态，积极治疗，未来的路还长，咱们一步一步走。

专家简介

沈焘
见 P62

早期筛查助力我战胜肠癌

编前按

　　李先生是一位直肠癌患者，本文记录了李先生的亲身经历。希望他的分享能够帮助更多人意识到防癌筛查的重要性，鼓励大家提前采取预防措施，降低患癌风险，共同战胜病魔，迎接生活的曙光。

　　我国癌症的患病率和死亡率持续上升，给许多家庭带来了深重的痛苦。但随着医疗科技的不断发展和医疗水平的提高，癌症患者的生存率也越来越高，带病生存也不是新鲜事，人们对癌症的认识也不再模糊和肤浅。防癌筛查被越来越多的人关注，早期发现、早期诊治的理念也逐渐深入人心。

　　回想起我的抗癌之路，要从一次偶然的体检说起。3 年前，在一次单位组织的体检中，我意外发现自己患有直肠癌。这一消息让我和家人瞬间感到恐惧和无助。然而，我并没有被吓倒，而是选择不去过多思考"生死"和"失去"，我深知，患了癌症不可怕，发现得太晚才真正可怕。

　　在医生的建议下，我住进了省级三甲医院，立即进行了手术治疗，医生成功切除了肿瘤。后来看着那一段鲜红的肠组织，我不敢相信自己身体里存活过这个"恶魔"，感到极度惊恐。手术后，我还接受了化疗和放疗，以消除体内可能残存的癌细胞，降低癌症复发、转移的风险。

　　在治疗期间，我需要不断克服恶心、呕吐、头发脱落及口腔溃疡等不适，饮食方面也有些许受限，每天还遭受着无数次往卫生间跑的痛苦，尤其是在夜晚，辗转反侧、难以安眠，一周之内，我的体重急剧下降了 10 千克，这些事情曾一度让我痛不欲生。但家人和朋友的关心陪伴我度过了最艰难的时刻，让我重新燃起对未来生活的无限向往。我生活在这样一个美好的社会，有高水平的医疗条件，有一个幸福美满的家庭，我相信自己能够战胜病魔。于是，我重新坚强起来，根据自己的身体状况，积极配合医生，保持乐观心态，遵循医嘱，按时完成治疗。同时，我与医生保持了良好的沟通，及时反馈治疗效果和自己的身体状况，最终取得了良好的治疗成效。

如今，距离我被确诊为肠癌已经 3 年。这 3 年中，我深刻体会到了防癌筛查的重要性，并积极参与各类防癌宣传活动，将自己的经历分享给更多人。回顾自己走过的这段病程，我认识到，只有在生病的时候，人们才能真正感受到健康的宝贵，病痛带来的折磨体验强烈地提醒我们，身体健康是一件多么幸福的事情。因此，无论如何，我们都应该照顾好自己的身体，对健康的维护做到未雨绸缪、防患于未然。

抗癌之路虽然充满挑战，但只要我们积极应对，相信科学，坚定信念，就一定能战胜病魔。希望我的经历能给同样受癌症困扰的人们带来希望和勇气，让我们携手共进，迈向美好生活！

 专家科普

1. 什么是肠息肉？

肠息肉是指在肠道内壁上生长的小肉状突起。它们可以是单个或多个，大小和形状各异。大多数肠息肉是良性的，但有些可能会发展成癌症。

肠息肉的形成原因可能包括遗传因素、饮食习惯、炎症性肠病等。它们通常没有症状，但有时可能会引起出血或改变大便习惯。

2. 什么是家族性结直肠癌?

家族性结直肠癌是指在家族中有多个成员患有结直肠癌的情况。这可能是遗传因素导致的。家族性结直肠癌综合征包括林奇综合征（Lynch Syndrome）和家族性腺瘤性息肉病（FAP）等。

林奇综合征是一种遗传性疾病，患者体内存在特定的基因突变，显著增加结直肠癌和其他类型癌症的患病风险。家族性腺瘤性息肉病则是一种常染色体显性遗传病，患者肠道内会形成大量息肉，这些息肉有很高的恶变风险。

专家简介

李云峰
见 P67

逆境中的感恩：我的坎坷抗癌之路

编前按

　　频繁地恶心、呕吐，既增加了患者的痛苦、大大降低了患者的生活质量，还可能引发患者对化疗的抵触和畏惧情绪，对化疗的实施和疗效产生负面影响。此外，恶心、呕吐还会影响患者对食物营养的摄入，甚至可能导致脱水、电解质紊乱、体重减轻等后果，严重时还可能危及生命。

　　抗癌之路充满挑战！今天，让我们聆听小燕的故事，了解她在这条坎坷的抗癌之路上是如何勇敢面对的。

　　小燕，女，40 岁，确诊结肠癌 1 年多。

幸福之家突降噩耗

　　我叫小燕，性格开朗，家有一子两女，夫妻二人共同经商，平时家庭和睦，生活其乐融融。

　　由于工作原因，我的生活并不十分规律。2002 年，我因上腹痛被送往医院，确诊为胃穿孔，并接受了外科手术治疗，术后恢复状况良好。此后，尽管身体状况尚可，我也会偶尔到正规专业的中医院就诊进行调理，健康意识也有所提升。我会定期到医院体检，但通常只做常规的体检项目。

2023 年，我开始反复出现腹痛并伴有腹胀、大便不规律，偶尔伴有大便带血。起初我以为是痔疮导致的，服用了一些中药后，症状有所缓解。但不久后，症状再次出现并逐渐加重。我到当地医院进行了肠镜检查并取了活检。活检结果显示为腺癌。医生担心我无法接受，第一时间将这个消息告知了我的丈夫。我察觉到了丈夫的异常，经过我再三追问，丈夫终于把病理报告单拿给我看，我颤抖地接过病理报告单，"腺癌"二字映入眼帘，我愣住了，心中充满了疑惑：我平时身体挺好的，怎么会突然患上这个病呢？我无法相信这个事实，夜不能寐、食不知味。

家人和朋友纷纷给予我开导和安慰，他们告诉我现在医学技术非常发达，一定会有治疗的办法，鼓励我要积极治疗。经过一段时间的心理调整，我逐渐从最初的怀疑和恐惧，到最终接受现实并勇敢面对。

新的希望——腹腔镜下乙状结肠癌根治性切除术

随后几天，我的症状明显加重，出现了大便不解伴有恶心、呕吐。丈夫急忙带我到肿瘤医院的急诊科就诊。经过初步检查，医生怀疑是结肠癌合并肠梗阻。在接受了留置胃管、补液等紧急治疗后，我的症状有所缓解。医生随即请结直肠外科进行会诊，并建议我住院接受手术治疗。医生向我们详细解释了病情及相关风险，经过商议，我们决定接受手术治疗。随后，我住进了结直肠外科病房。第二天，在全麻下我接受了手术治疗，术后我的情况逐渐好转，并最终出院。

主管医生告诉我们，病理检查的诊断结果为：结肠中分化腺癌，分期偏晚，建议我在术后两周回院复查，并计划进行化疗。

虽然能够接受手术让我感到一丝安慰，但当医生告知我还需要进行化疗时，我不禁有些担忧。因为我听一些病友说，化疗有很多不良反应，比如掉头发、呕吐、皮肤瘙痒等，这让我感到有些害怕。

化疗不良反应——应对有方法

虽然对化疗的不良反应感到担忧，但我决心与癌症抗争。我按期返院化疗。化疗前，医生多次与我们沟通，说明了可能出现的不良反应，并不断安慰我，有些不良反应可以提前预防，有些可以及时处理，让我不必过于担心。主管医生还建议我们到肿瘤医院急诊部（门诊化疗中心）进行化疗，因为那里配备了各种抢救设备，有专业的医生和护士团队，可以及时观察和处理相关反应。

我们来到门诊化疗中心留置化疗用的深静脉管，并预约了第二天的化疗。到了门诊化疗中心后，有专门的预约护士接待了我，并告知我缴费及相关注意事项。在现场，我听到病房播放着轻柔的音乐，看到许多患者正在接受化疗：有的边输液边聊天；有的在等待护士输液；有的输着液突然有不舒服，但医生立即赶到并给予相应处理；有的打着电话；有的在呼叫护士换液体……我突然感到自己原本沉重的心情放松了许多，仿佛已经融入了这个温暖的大家庭！

化疗期间，我出现了轻度恶心和食欲减退，医生为我做了及时的对症处理，并给予中药辅助治疗，仅一周时间，我的恶心症状就减轻了，饮食也慢慢恢复正常，白细胞也恢复正常。

在门诊化疗中心，我也结识了一些病友，我们会通过微信聊天，相互学习和鼓励。

目前，我的病情稳定，正在积极接受治疗。每个人都有可能遇到各种不幸，但不幸中的万幸是自己能坚强应对！抗癌之路虽然坎坷，但这些经历让我体会颇深，让我懂得了珍惜生命和健康的重要性。我呼吁每个人要定期到正规医院进行体检，早诊早治是最明智的选择。遇到困难时，我们不要逃避，而要勇敢地面对。感恩所有的遇见，感谢每一位在我身边提供帮助和支持的人。

最后，我想说：虽然抗癌之路充满坎坷，但只要我们正确应对，就一定能见到光明！

专家科普

目前，抗肿瘤治疗取得了很大的进展，但随之可出现一些不良反应。及时规范地处理相关不良反应，对患者依从性、生活质量、疗效和预后均有较大的影响。

化疗相关性恶心呕吐是抗肿瘤治疗最常见的不良反应之一，它不仅会使患者脱水及代谢失衡，还会降低患者的生活质量，更严重的会导致患者严重营养不良，甚至发生食管撕裂和伤口开裂等严重后果，是患者拒绝后续抗肿瘤治疗的主要原因之一。化疗相关性恶心呕吐（CINV）发生频率及程度取决于患者个体差异和化疗方案，根据化疗药物的种类、剂量、用法及途径而有所不同。

临床医师应以患者为中心，立足于循证医学，在化疗第 1 个疗程第 1 天预防性给予止吐药物，并根据第 1 个疗程化疗后患者 CINV 的情况进行综合评估，指导后续止吐方案的制定。患者 CINV 相关风险因素主要包括药物因素和患者自身因素两大类，其中医生所选择化疗药物本身的致吐等级是影响患者 CINV 最为重要的因素。但即便使用指南推荐的预防性止吐治疗，仍然会有部分患者 CINV 未能达到完全缓解。对于此种情况，推荐立即重新审视该次的止吐方案，并重新评估药物致吐风险、疾病状态、并发症，同时注意各种非化疗相关性致吐原因，如脑转移、电解质紊乱、肠梗阻、肿瘤侵犯至肠道、其他胃肠道异常及其他合并症等。总之，抗肿瘤治疗时的相关不良反应需要全程规范管理，从而更好地改善患者生活质量和预后。

恶性肿瘤门诊化疗模式是指接受化疗的肿瘤患者可在门诊根据医嘱接受治疗，非治疗期间无须住院进行医学观察的模式。经专科医生评估、开立医嘱、静脉配液中心配液、门诊化疗中心治疗等程序，肿瘤化疗患者可在门诊当日完成所有药物治疗，不需要住院，而医保可以按照住院报销政策以门诊特病结算来完成，这为患者提供了便利。

专家简介

付朝江

见 P39

用希望之光照亮生命的阴暗角落

编前按

　　胃是重要的消化器官之一，参与调控胃肠功能，具有分泌和消化双重功能。患者 W 在 50 岁时确诊为胃癌，与其他患者不同，当他看到确诊通知书时，内心是平静的。因为在确诊之前，他自己身体的一些症状已让他有了一些预感。随后在家人、朋友、医生的帮助下，他积极完成了治疗，战胜了病魔。

癌症，真的这么可怕吗？

　　疾病，像冬季的寒风，但我坚信寒风冰雪过后，总会有阳光洒向地面，照耀万物。我叫 W，男，50 岁，父母健康，工作顺利，家庭和睦，我正处于人生最稳定、最幸福的阶段。但去年 11 月，我被确诊了癌症。我也曾想过得知确诊消息时自己的各种反应：也许会惊叹、也许会沮丧、也许会哭泣、也许……但当我看着手里的确诊通知书，我却是平静的。

　　也许你会好奇，为何我在这一刻能保持平静。其实，在一个月之前，我就感觉到了身体的不适，我随即到医院检查，在等待检查结果期间，我上网收集了相关资料，了解到许多相关知识。在确诊前，我已经有了一些预感，当时，我想：癌症真的这么可怕吗？我也曾听到过很多抗癌勇士的故事，他们的经历深深影响了我，他们的勇敢和积极同样鼓舞着我，所以，拿到确诊报告的那一刻，我很平静，因为我想癌症可能没这么可怕。

我的抗癌道路并非一帆风顺

当然，在我的抗癌路上，也遇到了一些困难。确诊后，家人和朋友陪伴我到肿瘤医院进行规范化的治疗，虽然我对疾病知识有了一定的了解，但我对自身病情并不了解。家人担心我，选择对我隐瞒，医生也出于多方面考虑，没有告诉我具体病情和治疗方案。但在那时，家人和医生的隐瞒让我非常郁闷，我对医生甚至对家人产生了不信任感。

我的母亲和妻子在得知我确诊后几乎不知所措，在这段时间里，我的朋友给予了我极大的帮助，他像是拉着我向前进的一双大手，像是引领我前行的灯塔。治疗和住院期间的安排都是由他代为决定的。朋友不停地在我和家人之间沟通，也让我明白目前最重要的是尽快进行手术。我调整自己的心态，在医生的安排下顺利进行了手术。

但由于病情变化，术后我在重症监护室（ICU）进行了一段时间的治疗。在没有家人和朋友的陪伴下，我第一次感受到了恐惧。我看着身上插着的管子、完全陌生的环境、不熟悉的医生和护士，面对未知的未来，我产生了抵触、排斥的情绪，这份情绪也表现在我对治疗的不配合。

当心情平静下来后，我努力调整情绪。不停地安慰自己，在此期间医生和护士们也不断向我科普疾病知识，一直安慰我。逐渐地，我开始和医生、护士交流，他们的体贴和关怀让我重新建立起了战胜疾病的信心。随着病情的好转，我离开了 ICU，回到了普通病房。在主治医生和护士的努力下，我顺利出院了。

积极心态是我对抗疾病的有力武器

目前，在完成 4 次化疗后，我接受了第 1 次放疗。虽然放疗后我的身体状况有所下降，但医生为我制定了新的饮食方案。我能感觉到身体正在逐渐恢复，我也对未来的生活充满信心和希望。治疗结束后，我计划将重心转回工作。

我坚信，就像千千万万的"抗癌战士"一样，我们拥有勇气和力量对抗病痛，我们的积极心态就是战胜病痛最强有力的武器。在这段抗癌路途上，我始终保持着这样的态度，加之医生和护士们对我的照顾和关心，我变得更加强大。

我明白，在抗癌的路上，我并不孤单。在这条道路上，我已历经风雪，但现在，我看到了希望的曙光。疾病并不可怕，只要我们积极接受治疗，坚信医学的力量，保持对生活的热爱，保持对生命的希望，在疾病面前，我们就能成为不屈的战士。我们要用心感受每一缕阳光，珍惜每一个美好的瞬间，用希望之光照亮生命的阴暗角落。

专家科普

胃癌的发病具有显著的地域性和性别差异，我国胃癌的患病人数约占全世界总人数的 44%，居全国恶性肿瘤的第二位，好发于 50～70 岁人群，男性约为女性的 2 倍。除了遗传因素，不良的生活、饮食习惯，细菌感染等对胃癌的发生发展同样起到很大的作用。

1. 不良的生活因素，如生活节奏快、精神压力大等，均会加重胃的消化负担，抑制胃液分泌。

2. 不良的饮食习惯：①喜食含亚硝胺食物，如：咸菜、腊肉、火腿等，以及过夜饭菜；②长期酗酒；③食物中缺乏维生素 C 和 E，如：不食或少食新鲜蔬菜水果；④经常食用熏制、烤焦或油炸食品；⑤长期饮食不规律，暴饮暴食，食物过硬或过烫等。

3. 细菌感染：幽门螺杆菌是于 1983 年首次发现的一种与消化系统疾病密切

相关的细菌，主要通过口—口和粪—口传播，可以通过污染的水源、食物等传播，幽门螺杆菌感染率很高，我国的感染率有 50% 左右。幽门螺杆菌可以损伤胃黏膜，触发炎症和溃疡，进而引起胃炎、胃溃疡、胃癌等一系列疾病。

4. 遗传因素：有研究显示，与胃癌患者有血缘关系的亲属，其胃癌的患病率与其余人群相比要高 4 倍，一级亲属（父母、子女等）的患病比率明显高于二、三级亲属。因此有家族史的人群，应该更加注意生活健康与卫生习惯，定期复查，从而早发现与早治疗。

专家简介

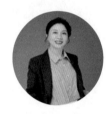

刘琴

云南省肿瘤医院胃与小肠外科护士长，主任护师，硕士研究生导师。

社会任职：

中华护理学会首届营养专科护士

中国抗癌协会胃癌整合护理专业委员会 常务委员

中国研究型医院学会腹膜后与盆底疾病专业委员会护理学组 委员

中国抗癌协会肿瘤营养专业委员会营养护理学组 委员

广东省女医师协会围手术与管理专业委员会 委员

云南省医院协会护理管理专业委员会 委员

云南省医院协会普外科管理专业委员会 委员

云南省抗癌协会胃癌专业委员会 委员

云南省抗癌协会癌症康复与姑息治疗专业委员会 委员

云南省抗癌协会大肠癌专业委员会造口伤口失禁护理专业学组 组员

云南省抗癌协会乳腺癌专业委员会 委员

研究方向：慢病管理、肿瘤护理、营养护理。

为老伴祈福：每一年生日都快乐

编前按

　　72 岁的黄侠建是直肠癌患者，发现时病情不算太晚，他接受了直肠癌根治术，成功保住了肛门。然而，回纳手术后，他的大便次数非常多，严重影响生活质量。通过调整肠道菌群，医生开了健脾温阳、涩肠止泻的中药，再配合科室自制中药贴敷在脾经、胃经、大肠经上的腧穴以健脾益气，配合艾灸温阳散寒、健脾止泻，最终黄先生大便次数多的问题得到了控制，体质改善了，精神状态也好转了，对后续的抗肿瘤治疗也更加耐受了。

　　尽管疾病不可逆转地进展到了晚期，但是通过靶向治疗联合化疗，黄先生的肿瘤得到了有效控制，目前仍在积极抗肿瘤治疗过程中。老伴儿的爱深沉且厚重，那颗时时刻刻、方方面面、小心翼翼为对方着想的心，让人无比动容。有了老伴儿精心的护理、关爱和陪伴，我相信，纵使抗癌之路充满艰辛、漫长且荆棘遍布，他们老两口依然能够笑对肿瘤，与癌共舞！

　　今天是 6 月 5 日，是我和老伴儿的生日。

　　我的老伴儿叫黄侠建，他从小是孤儿，没有确切的生日，所以我们约定，每年生日都和我一起过。孩子们理解我的用意，每年生日都格外用心，有礼物、有蛋糕、有惊喜，我们老两口也真的很开心。

　　今年生日我格外感慨。回想起 3 年前，也是在过生日的前几天，老伴儿感到不舒服，出现了便血的情况。其实这种情况可能已经持续了一段时间，但他性格坚强，一直瞒着我。我们在市中医院进行了胃肠镜检查，他被确诊为直肠癌。我感觉天都塌了，害怕、恐惧、不知所措，赶紧在第一时间告诉了两个女儿。她们安慰我，告诉我要面对现实，有病治病，现在医学这么发达，总有办法的，要相信科学。我没敢告诉老伴儿，因为他除了我们娘仨，再没有其他亲人了。那年的生日是最难过的。

孩子们四处联系，经她们朋友的建议，我们选择省肿瘤医院就诊，经过全面检查后，医生告诉我们必须马上进行手术。老伴儿并不知情，也没有意识到病情的严重性，对手术持排斥态度。我和孩子们无论怎样劝说他都不同意。最后是女婿的话感动了他，"爸，你不用担心钱的问题，有我们几个在，就算是卖房也会竭尽全力给你治病，如果这里治不好，咱们就去北京。"

2021 年 7 月 1 日，老伴儿做了肿瘤切除手术，手术很成功，保住了肛门。在随后的半年内，又顺利做了回纳手术。术后最大的问题是大便次数特别多，那一段时间对他来说非常痛苦。再加上口服卡培他滨化疗，出现了比较严重的手足综合征，导致他的脚部皮肤破损流血。我心疼他，但又不能减轻他的痛苦，我整晚失眠。我们只能尝试适应这种身体和精神上的变化。随着时间的推移，在 2022 年 3 月的复查中，发现老伴儿的肿瘤已经转移到肺部，病情发展到了晚期，真是"雪上加霜"。由于双肺出现多个转移病灶，医生表示没办法再进行手术，我们选择内科治疗，并转到了中西医结合科。我们听从了医生的建议，先进行 12 次化疗。

当时老伴儿最大的痛苦仍然是大便次数多，每天需要解大便十几次。医生给了我们饮食建议，建议不要吃太稀的食物，而是选择稍微干一些的食物，并补充益生菌来调节肠道菌群。医生还开了中药给老伴儿，说是可以健脾止泻，但是老伴儿不太喜欢中药的味道。此外，医生还为老伴儿做了穴位贴敷和艾灸治疗，来帮助促进胃肠功能的恢复。慢慢地，老伴儿的大便次数减少了，精神状态也有所好转。

化疗的过程让老伴儿心有余悸，每次到医院他都有些抵触。这对我而言是极大的考验，我深知家人陪伴的重要性，因此我必须隐藏自己的焦虑和担忧。我需要哄着他，想尽各种办法为他准备美味的食物，陪他散步，陪他打牌。幸运的是，这次的治疗方案不良反应不那么剧烈。经过3~4次治疗后，老伴儿的病情得到了控制。化疗结束后，医生建议靶向药物维持治疗。每次住院的时间大大缩短了，一天内就可以完成靶向治疗。这意味着，除了定期复查以评估治疗效果，每三周我们只需要去医院一天，其余时间都可以在家中度过，这无疑让老伴儿放松下来，也减轻了他的抵触心理。医生查房的时候，他常会半开玩笑地与医生讨价还价："我感觉好多了，你什么时候能宣布我可以不用再来医院了？"医生总是笑着回应他："我也希望你可以不用再来了！"

治愈患者，让患者带着笑容离开医院，可能是每个医生的愿望。然而，通过与医生的多次沟通，我也清楚地意识到，老伴儿的病情已是癌症晚期，治愈的希望渺茫。当前的治疗能够控制病情不再恶化，尽可能减轻他的痛苦、延长他的生命，这已是我最大的期望。

这几年，每个月去医院治疗、复查已经是我们的生活常态了。每次去医院，我都感触颇多。还记得，医生查房时亲切地问候，"老人家，没什么不适吧？""吃得好吗？""注意别着凉。""爷爷，该打针了。""老先生，泡脚了。""爷爷，你真棒。"……这些话语温暖人心。还记得，老伴儿因为眉毛掉了跟我要小脾气，医生帮忙劝说："会长出来的，长不出来给您画一个。"还记得，元宵节那天，我们病房的每一位患者和家属都收到了医生和护士们送来的汤圆。还记得，在护士站听到一对老夫妻大声朗读对医生和护士们的感谢信。在这里的一切，真的是我们"抗癌"路上的精神支柱。

路虽远，行则将至；事虽难，做则必成！

时光流逝，转眼已经 3 年了，我们全家也逐渐适应了生活里的"插曲"。接下来，我们还会继续配合医生的抗癌治疗，定期复查，陪伴我的老伴儿继续走下去，希望明年的生日，以及以后的每一年生日，都能快乐！

 专家科普

该患者为直肠癌术后合并双肺转移的癌症晚期患者，通过手术、化疗、靶向治疗，目前病情平稳，肿瘤控制良好。患者目前的治疗以靶向维持治疗为主，需配合定期复查评价疗效。患者现在虽然大便次数明显减少了，但仍然大便不成形，每日 2～3 次，建议患者饮食时不宜吃流质或半流质食物，应以流质少、偏干的食物为主，配合健脾胃的中医中药治疗，再联合肠道益生菌，多途径、多维度改善胃肠功能，调整肠道菌群，恢复大便情况。患者本人心态比较好，能够积极配合按期返院行靶向维持治疗，治疗不良反应轻微，虽然患者年龄较大，但耐受性好，目前的维持治疗并未给患者的生活质量带来较大的影响。现阶段以鼓励患者继续靶向维持治疗为主，按期复查监测病情变化，根据病情变化再适时调整治疗方案。维持恢复阶段，中医养生原则显得尤为重要，建议患者做到慎起居、避风寒、节饮食、畅情志，春夏养阳、秋冬养阴，养足人体正气，正气存内、邪不可干，以正气抵御邪气、抗击肿瘤，定能战胜病魔！

专家简介

周映伽

见 P18

3

泌尿系统肿瘤篇

着一盏心灯，守护萤火之"胱"

几经波折，终见曙光

2021 年 7 月 5 日，31 岁的小赵因运动后出现血尿，去往当地县人民医院检查，CT、B 超均提示其膀胱右后壁占位性病变。

为寻求进一步的诊治，小赵开启了求医之路，但由于内心无法接受自己罹患癌症的事实，"肿瘤医院"这一名称便成了他的忌讳。由于影像学检查显示其肿瘤最大径线已超过 7cm，所以小赵跑遍了当地所有三甲综合医院，得到的结果都是一句相同的话"需要全膀胱切除"。这样的结果一度让年轻的小赵无法接受，因为全膀胱切除意味着存在丧失性功能和生育功能的风险，并且即使进行原位新膀胱手术，排尿功能也可能会大不如前，而且这项手术需要面临巨大的风险、经济负担以及近期和远期并发症的折磨。于是，小赵怀着绝望的心情来到了省肿瘤医院"碰碰运气"。医生全面评估了小赵的病情后，认为小赵目前的情况可以接受"膀胱肿瘤适形切除术"的治疗，不需要膀胱全切。得知能够保住膀胱后，小赵终于看到了一丝曙光。

兵来将挡，水来土掩

小赵接受膀胱肿瘤切除术前，医生为他制定了免疫联合化疗方案。在结束一个周期的治疗后，复查显示治疗有效，医生建议小赵再用一个周期免疫联合化疗后手术，效果会更好，他却拒绝了继续用药，表达了希望切除病灶的急切心情。这种急切心情并不难理解，而立之年面对这突如其来的变故，没人会不想早早将这位"不速之客"甩掉。过于曲折的寻医之路更是加剧了他的焦灼。

因此，在综合病情需要与患者的强烈要求下，医生于 2021 年 8 月 25日给予患者手术治疗，手术十分成功，小赵旷日持久的不安这才真正开始消散。

然而，容易再发是膀胱肿瘤的一大特点，这意味着并不能在保膀胱术后完全放松警惕，术后随访尤为重要。小赵在术后出现了两次再发，但由于规律复查，均在早期被发现，进行经尿道膀胱肿瘤电切除术治疗，该手术创伤十分小，在局麻手术后小赵甚至可以自己走回病房。

路途坎坷，结伴而行

癌症的日益年轻化，使得"如果得了癌症你会怎么做"逐渐成为网络热议的话题。但对于真正患癌的青年人来说，对于"如何继续生活"这一问题并没有人能给他们一个具体的答案。

在确诊膀胱癌后，小赵辞掉了原来的工作，情绪日益消沉。尽管可以保膀胱的消息让他暂时获得了一丝喘息，但随后他又继续惴惴不安。

针对患者的心理疏导，医生进行了大量工作，并将一位病程已达 11年、经历了 9 次复发仍然保留膀胱功能的患者介绍给小赵认识。面对复发的挑战，基于与医生建立起的信任、病友及家人的帮助和鼓励，以及保膀胱手术的顺利进行，小赵的情绪得到了很大的改善。他不仅能以平和的心态对待病情变化，在接下来的随访复查中也变得更为积极。

至今已经 3 年了，小赵仍然保留着膀胱功能，并且疾病未再复发。在医生、家人以及病友的帮助下，小赵对生活逐渐恢复了信心。或许生命的路径已发生了较大的偏移，但他已做好充足的准备，应对未来将要发生的一切，怀揣着随时重新出发的勇气。

专家科普

哪些人需警惕膀胱癌（膀胱癌的高风险因素）？

答：有膀胱癌家族史、吸烟、化工行业从业人员、饮水少者等需要警惕膀胱癌的发生。

膀胱癌怎样预防、诊断及治疗？

答：多饮水，避免泌尿系感染，戒烟以及避免接触化学性致癌物质对减少膀胱癌的发生有一定作用。如果发生间断性无痛性肉眼血尿应及时到医院检查排除膀胱癌的可能。如果确诊为膀胱癌，处于早期的可行微创手术进行治疗；如果病情发展到一定阶段则需要结合化疗、放疗、手术以及免疫治疗的综合疗法进行治疗。

专家简介

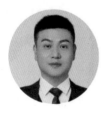

李俊

云南省肿瘤医院 昆明医科大学第三附属医院泌尿外科一病区药物临床试验管理规范（GCP）秘书、多学科综合治疗协作组（MDT）秘书，教授，副主任医师、硕士研究生导师。

社会任职：

云南省肿瘤医院（云南省癌症中心）伦理委员会 委员

云南省抗癌协会泌尿男生殖系肿瘤专业委员会 委员兼秘书

云南省抗癌协会腔镜与机器人专业委员会 委员

云南省抗癌协会肿瘤生物治疗专业委员会 委员

云南省抗癌协会肿瘤标志专业委员会 委员

云南省泌尿系统疾病临床医学中心科研与转化学组 委员

云南省转化医学会药物治疗与临床综合评价分会 委员

云南省转化医学会细胞与基因治疗专业委员会 委员

云南省转化医学会泌尿系肿瘤分会 委员

我与癌症抗争的五十载

　　我今年 70 岁，是一名膀胱癌患者，在过去的这 50 年，我的经历平凡而又不普通，肿瘤伴随了我其中大多数的时间，我渴望着美好的生活，同时也顽强地与肿瘤抗争着。

　　1974 年，20 岁的我，在沈阳取得了中专学历，满怀着一腔斗志及热血准备投入对国家的建设当中去，我充满着对生活的向往，来到了昆明，就职于昆明某厂。我的学习经历和吃苦耐劳的性格使我成了一名管理人员，篮球和工作是我生活中重要的一部分。可是，就在入职后没多久，我的身体出现了问题，一个特殊的信号出现——小便带血。那时的我十分慌张，忐忑地到了医院就诊，在做了检查后医生告诉了我一个噩耗："你这个病诊断是膀胱恶性肿瘤，就是膀胱癌，得做手术，手术之后复发的风险也不低"，这个消息犹如晴天霹雳，让我猝不及防。在医生的建议和指导下我做了"部分膀胱切除术 + 输尿管再植术"，手术之后我恢复得还不错，术后 2 个月我便又投入生活和工作中。

　　但手术后的生活并没有想象中那么顺利，术后我做了膀胱灌注化疗和定期的膀胱镜复查，灌药带来的排尿不适和复查带来的疼痛都在考验着我，我怀着复杂的心情开始了抗癌之路。在这段时间里我遇到了人生中最重要的人，我的爱人——李女士，她在知道我患癌的情况下，没有任何的偏见与顾虑，义无反顾地选择了我成为她的丈夫，并且我们有了爱情的结晶——我们的儿子，我也有了一个完整的家。有了妻子和儿子的陪伴，我在抗癌路上多了些勇气。

2018年1月的一个早上，我又出现了小便带血，没有任何疼痛。但发现这个情况后，我十分焦急，不敢有半分懈怠，考虑到可能是肿瘤的原因，我又来到了医院就诊，检查提示膀胱肿瘤，于是我接受了手术——经尿道膀胱肿瘤电切术，因为术后病理显示是高级别尿路上皮癌，所以我再次做了经尿道膀胱肿瘤电切术。我以为我能够获得上天的眷顾，医生能够将肿瘤切除干净，可是2018年5月，我复诊时发现了膀胱肿瘤复发，我焦急万分，于是我选择来到了肿瘤专科医院治疗，医生说和前几次的方式不太一样，这次需要切除整个膀胱，并且手术之后需要在肚皮上造口，这个消息，就像一块沉重的石头压在我的心头上，我犹豫着要不要接受手术治疗。这时，我的妻子跟我说："没关系的，老娄，做手术吧，我们要积极配合医生的治疗，不管怎么样，我和儿子都陪着你！"在全家人的支持下，我下定了决心，接受了手术治疗。因为我既往有高血压和2型糖尿病的病史，虽然手术风险很高，但是在泌尿外科医护团队的共同努力下并没有出现什么手术意外，于是我顺利出院，回家休养。

自那以后我成了一名造口患者，每天小便都是通过肚皮上的两个造口流出，需要佩戴造口袋生活。手术后的第一年，护理造口成了我生活上最大的困难，每周都需要清洁造口皮肤、更换造口底盘、粘贴造口袋、定时地倒出尿液，这一切烦琐的程序让我的生活变得与众不同。从2018年到现在，在泌尿外科护士的指导下，我从剪裁造口袋开始学习，到造口护理到位，现在我还能和正常人一样佩戴造口袋到户外泡温泉。

手术之后我还接受了辅助免疫治疗，每隔三周我都得到医院治疗，进行免疫治疗药物的输注，在我的坚持下，肿瘤得到了有效的控制。

现在的我，已经年过七旬，每个月都要到医院接受免疫治疗和更换输尿管支架，我的抗癌生活还在继续着。现在我有了两个乖巧的孙子，每天作为家里的"大厨"为一家人准备营养均衡的三餐，偶尔我会带着妻子到云南周边城市去旅游。对于我的妻子，唯一的遗憾就是年轻时没能带她去更远更辽阔的地方自驾旅行，因为她是最喜欢旅游的，这也是我心中最大的亏欠。

回想我的抗癌 50 载，在医护团队科学合理的治疗和悉心专业的护理下，现在的我才能享受天伦之乐。我也特别感谢我的妻子，这 50 载的不离不弃，无微不至的照顾，让我有勇气与肿瘤抗争，我不知道我还能在这条道路上走多远，但是只要活着，我就有信心继续抗争到底！

专家科普

膀胱癌患病率居恶性肿瘤的第 10 位，男性患病率高于女性，死亡率居恶性肿瘤的第 12 位。膀胱癌的发生是复杂、多因素和多步骤的病理变化过程，其中吸烟和长期接触工业化学品是显著的致病因素。患者通常以"无痛性肉眼血尿"为主要症状就诊，在病情分期上，非肌层浸润性膀胱癌以经尿道膀胱肿瘤电切术治疗为主，但其复发风险较高，需术后膀胱灌注治疗。肌层浸润性膀胱癌治疗的主要手术方式为根治性膀胱切除术，术后降低了膀胱癌的复发率，有助于延长患者的总生存期。定期体检和健康的生活方式是防癌、治癌的根本措施。

专家简介

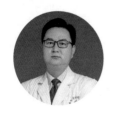

杨勇

北京大学肿瘤医院云南医院 云南省肿瘤医院 昆明医科大学第三附属医院泌尿外科二病区科室主任，主任医师，硕士研究生导师。

社会任职：

中国抗癌协会泌尿生殖肿瘤康复专委会 委员

中国抗癌协会中西整合膀胱癌专委会 委员

中国抗癌协会泌尿、男生殖肿瘤委员会 第一届全国青年委员

云南省转化医学会泌尿系肿瘤专委会 副主任委员

云南省医院协会泌尿外科专委会 副主任委员

云南省医师协会男科分会 常务委员

云南省抗癌协会泌尿、男生殖肿瘤委员会 常务委员

发表学术论文 30 余篇，其中 SCI 论文 7 篇，主持省级科研课题 5 项，主编专著 2 项，拥有专利 3 项。

遵行医生团队嘱托　满怀信心抗击恶性肿瘤

编前按

　　肾脏是泌尿系统的重要器官之一，负责排泄代谢废物，维持水、电解质和酸碱平衡，最后产生尿液经泌尿道排出体外；同时也具备产生多种激素以及调节血压等功能。肾细胞癌就是我们通常所说的肾癌，患病率占成人恶性肿瘤的3%～5%，在男性泌尿系统恶性肿瘤中仅次于前列腺癌和膀胱癌。肾癌患病率虽不高，但容易漏诊、误诊。下面分享一名肾癌患者的抗癌故事。

　　我今年55岁，是一名肾癌患者。在子女已长大成人，我也即将退休、享受美好生活到来之时，突然得了癌症，这几乎击毁了我的个人生活，甚至影响到全家正常生活。2023年3月22日上午，我突然出现血尿症状，还伴有血块，赶紧到医院检查，超声检查后考虑是肾结石，虚惊一场，放心回家。回家后小便也正常了，但过了几天又尿血，再次到医院检查，初步诊断还是考虑肾结石，但是症状反复，医生建议做增强CT检查除外肾肿瘤，因为增强CT对肾肿瘤的诊断有较高的敏感性和特异性，可高达90%，是肾癌患者临床诊断的主要依据之一。2023年5月17日，增强CT检查结果提示肾脏肿瘤，疑似恶性。恶性肿瘤不就是癌症吗？我着实吓了一跳，通过多家互联网医院咨询，医生都一致建议我尽快做手术。但我自己感觉身体没什么问题，同时也不相信自己会得癌症，一直犹犹豫豫，最终在朋友和医生的推荐下，到了昆明的三甲肿瘤专科医院泌尿外科门诊就医，医生看后建议我住院，进一步做增强核磁共振检查。核磁共振检查结果出来后，主诊医生初步诊断左肾恶性肿瘤并伴肾静脉、下腔静脉癌栓形成，病情较重，要求我尽快手术治疗。

住院以后，主诊医生团队认真负责，多次组织病情讨论研究，形成以患者为中心的多科室专家共同参与的手术治疗团队，术前诊断为左肾恶性肿瘤。准备进行开放根治性左肾切除联合静脉癌栓取出术，该术式是目前最常用术式。2023 年 7 月 13 日早晨，我被送进了手术室，进行了全身麻醉，很快就失去知觉，醒来后发现自己在 ICU 病房，我能听见医生、护士讲话，但不能说话，原来是嘴里插了一根管子，没多久医生就帮我把气管插管拔掉了，我感觉一下子轻松许多，很高兴活过来了！在 ICU 的三天，医生、护士精心护理，我感觉一天比一天好，然后就被转到了住院病房。

转到住院病房几天后我就基本可以起来行走了，因为疼痛，术后行走成了一件艰难的事情，但医生要求下床活动锻炼，这样可以预防静脉血栓形成，并告诉我术后静脉血栓形成是术后常见并发症之一，如果发生血栓脱落形成肺栓塞，严重时甚至会危及生命。刚来医院时，我就注意到了病房走廊的地面标示着 0 米、1 米……10 米的刻度表，觉得好笑，走几米不就一下子的事，还需要标注吗？可是，当自己刚下床走路的时候才发现，走一到两米就会气喘吁吁，但看到前面标注的米数，还是会鼓励自己走过去，逐渐地，一天天过去，我能走得越来越远了。当我每天都比前一天多走几米时，就会觉得自己病情在逐渐好转，心情越来越好，离康复也就不远了。

终于出院了，主诊医生建议我做基因检测并使用靶向药辅助治疗，我虽然同意，但心中还是有疑虑，一方面费用高，另一方面心里暗想既然根治性手术成功，就不会再有大问题吧。后来结果证明基因检测是非常重要的，基因检测可以帮助患者选择可用的靶向药，并能有效监测病情变化。我的基因检测结果是乳头状肾癌，FH 基因突变，属于肾癌中比较罕见的癌症。

再过半个月我的肾癌治疗时间就满一年了，我目前能够自主行动，精神状态也不错。其实得了癌症也不要悲观，首先，现代医学发展，靶向药物、免疫治疗等治疗技术不断发展，可以抑制肿瘤生长或者消灭肿瘤。其次，一定要相信医生，按照医生的嘱托治疗，才能有效治疗。再次，要满怀信心，以平和的心态，积极配合治疗，满怀希望向前看，心态决定胜负。最后，就是出院后要按照医生的嘱托，按期检查，及时发现病情变化，避免出现特殊情况。

肾癌是泌尿生殖系统常见的三大肿瘤之一，大部分患者早期没有明显临床症状，晚期主要症状为血尿、腰痛、腹部肿块，其中以血尿最为常见。因此，有"血尿"症状时要警惕。肾细胞癌的诊断包括临床诊断和病理诊断。临床诊断主要依靠影像学检查，结合临床表现，确诊肾细胞癌需要依靠病理学检查。本病例是一个肾细胞癌伴左肾静脉、下腔静脉癌栓形成患者，肾细胞癌患者中 4%～10% 伴有静脉癌栓，未经治疗的肾细胞癌合并下腔静脉癌栓患者自然病程短，预后差，中位生存时间约 5 个月。但若能早期发现，积极手术切除患肾和癌栓，可作为治疗肾细胞癌伴静脉癌栓患者的标准策略，且已被广泛接受，能使患者取得生存获益。根据国内外最新指南推荐，开放根治性肾切除联合静脉癌栓取出术是目前最常用术式。肾细胞癌合并癌栓形成患者往往分期偏晚，尽早发现并进行治疗对患者预后至关重要，血尿作为肾癌患者最常见症状应该引起高度警惕，切不可心存侥幸、放任不管或仅口服药物对症治疗，该患者首次因血尿就医被诊断为肾结石，所幸症状反复后听从医生建议进一步检查，才发现肾肿瘤，并得到及时治疗。

专家简介

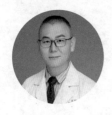

赵斌

教授，副主任医师，悉尼大学访问学者，硕士研究生导师，云南省肿瘤医院泌尿外科科研秘书，科室泌尿肿瘤多学科综合治疗协作组（MDT）召集人，达芬奇机器人主刀医师。

社会任职：

中华医学会泌尿外科分会　青年委员（微创学组）

中国人体健康科技促进会泌尿男生殖系统肿瘤专业委员会　委员

中国抗癌协会中西整合肾癌专业委员会　委员

中国抗癌协会肿瘤微环境专业委员会　委员

云南省转化医学学会泌尿系肿瘤分会　常务委员

云南省抗癌协会泌尿男生殖专业委员会　委员

云南省医师协会男科医师分会　委员

云南省医院协会泌尿外科专业委员会　委员

云南省医师协会肿瘤多学科诊疗专业委员会　委员

云南省转化医学学会微创外科分会　委员

主持及参与云南省科技厅－昆医联合专项课题科研项目 6 项，主持及参与云南省教育厅课题 2 项，主持及参与昆明医科大学教改课题 4 项，参与多项药物临床试验管理规范（GCP）抗泌尿肿瘤药物研究，并获云南省卫生科技成果奖三等奖，有较强的临床及科研能力。以第一作者发表 20 余篇医学文章，其中 SCI 文章 5 篇（最高影响因子 3.66），主编 4 部医学专著。

4

妇科肿瘤篇

穿越黑暗：一位晚期宫颈癌患者的心声

编前按

　　面对晚期宫颈癌，我们应该如何积极应对？如果没有手术的机会，是否就意味着失去了治愈的希望？除了手术，宫颈癌还有哪些治疗手段？随着放疗设备和医学影像学的发展，以及药物与先进放疗技术的结合应用，晚期宫颈癌已不再是一个令人绝望的疾病。请听郭女士如何战胜晚期宫颈癌的故事。

　　郭女士是一位 47 岁的晚期宫颈癌患者。她于 2015 年 4 月 12 日因"间断性阴道出血"来诊。郭女士经历了半年多的不规则阴道出血，但她并没有太在意，认为这只是更年期的自然表现，月经不规律是正常现象。然而，随着时间的推移，半年过去了，出血持续存在，并伴有小腹部疼痛和腰痛。起初，她前往当地医院就诊，医生经过初步检查后诊断为"宫颈肿瘤"，建议她尽快前往省级专科医院做进一步的诊治。在省级专科医院妇科完成相关检查后，被明确诊断为晚期宫颈癌，手术已不可行，因此被推荐至放疗科接受放化疗。

　　放疗科医生评估郭女士的病情后，诊断为 Ⅲ C2 期宫颈鳞癌（上腹膜后有淋巴结转移）。宫颈癌分为 Ⅰ 期至 Ⅳ 期，其中 Ⅰ 期为最早期，Ⅳ 期为最晚期。治疗方案建议先行化疗，随后同步进行放化疗。放疗科医生指出，这是一种由人乳头瘤病毒（HPV）感染引起的疾病，如果在早期发现，可以治愈，治愈率为60%~70%；而在中晚期，则需要采用多种治疗手段，如放化疗、免疫治疗、靶向治疗等。这些信息显著增强了患者的信心，她开始积极配合医生的治疗。

虽然化疗过程痛苦，伴有恶心、呕吐、食欲减退、厌油、脱发等症状，但随着治疗的进行，郭女士的小腹部和腰部不再疼痛，出血也停止了，感受到自己的病情在改善，她的信心逐渐增强。随后进行的同步放化疗也相对顺利，即每周在放疗的同时进行一次小剂量的顺铂化疗。尽管放疗期间还伴随着腹痛、腹泻，但通过对症处理，患者的不良反应有所缓解。

在家人的精心照料和放疗科医生团队的悉心治疗下，郭女士终于完成了近半年的治疗。医生通过妇科检查和影像学检查确认已达到临床治愈。在接下来的两年内，郭女士将每3个月复查一次；两年后，每半年复查一次。时间在不知不觉中过去了5年，此后郭女士每年复查一次。如今已经是第9年，郭女士已被治愈，恢复了健康。

当医生询问郭女士有什么想对其他患者说的，她认为最重要的有4点：

1.寻找专业的医师团队进行治疗非常重要，要遵循医嘱，听从医生的建议，毕竟他们更专业。

2.自己的心态也非常重要，保持积极的心态有助于病情的改善。

3.营养支持治疗同样重要，良好的营养能提高免疫力，有助于快速康复。

4.家庭的支持至关重要，亲人的陪伴是患者坚持下去的强大动力。

现在是确诊的第9年，郭女士已恢复健康，并重新回归到正常的工作和生活中。

专家科普

　　宫颈癌是女性患病率仅次于乳腺癌的第二大恶性肿瘤，早期发现可以治愈。但很多患者发现就是晚期，所以宫颈癌的三级预防非常重要。这个病预防得好，是可以被彻底消灭的。

　　首先，谈谈宫颈癌的三级预防。一级预防是尽早接种 HPV 疫苗。接种 HPV 疫苗可以预防 70%～90% 的宫颈癌。目前，在国内上市的 HPV 疫苗包括二价、四价及九价疫苗。二价疫苗针对 HPV16 和 HPV18 两种高危型别；四价疫苗在这两者基础上，增加了 HPV6 和 HPV11 两种低危型别；九价疫苗则在四价疫苗基础上多加了五种高危型别 HPV，分别是 HPV31、HPV33、HPV45、HPV52、HPV58，适用于 9～45 岁女性。HPV 疫苗最常见的不良反应是接种者接种部位周围疼痛、硬结、红斑、肿胀、瘙痒，有时会出现发热、头痛等全身症状，但在接种数日后即可消失。二级预防是定期进行宫颈癌筛查。目前宫颈癌的主要筛查方法包括：肉眼筛查方法（醋酸染色法与碘染色法）、宫颈细胞学检查（巴氏涂片和液基细胞学检查）、HPV 检测。我国宫颈癌筛查指南常规建议：25～29 岁女性每 3 年进行一次细胞学检查；30～64 岁女性每 3 年进行一次细胞学检查，或每 3～5 年进行一次 HPV 检测，或每 5 年进行一次 HPV 和细胞学联合筛查；65 岁及以上女性若过去 10 年筛查结果阴性且没有宫颈鳞状上皮内病变史，则可终止筛查。尤其需要指出的是，HPV 疫苗接种并不能取代宫颈癌筛查。三级预防：及时治疗有很大机会治愈，如果已经患有宫颈病变，也不要慌张。低级别宫颈鳞状上皮内病变可自然消退，只需要定期观察随访；高级别宫颈鳞状上皮内病变具有癌变潜能，需要尽早进行子宫颈环形电刀切除或锥切术。对于宫颈癌患者，医生会根据不同临床分期选择手术、放疗、化疗、姑息治疗等手段进行个体化治疗。早期宫颈病变患者，只要发现及时并积极治疗，将有很大机会得以治愈。晚期宫颈癌虽然难治，但大部分患者经过合理诊治，还是有机会治愈的。所以千万不能放弃，治还有机会，不治一点儿机会都没有。得了病一定要相信医生相信科学！

其次，谈谈放射治疗。放射治疗简称放疗，是不能手术的（晚期）宫颈癌患者治疗的主要方法。放疗是用射线治疗肿瘤的方法，放疗时间约两个月，包括外照射和后装治疗（后装治疗是一种近距离治疗，把治疗管道通过阴道放到宫颈及宫腔内，通过内放射治疗肿瘤）。同步放化疗是局部晚期宫颈癌的标准治疗。现在放疗设备先进了，可以使肿瘤患者受到高剂量的照射，而正常组织被保护较好，患者生活质量也得到进一步提高。

最后，谈谈依从性。患者接受放射治疗时要与医生保持沟通，每周要和主管医生反馈治疗反应，以便医生及时对症处理，饮食要忌口：刺激性的、生冷的、辛辣的饮食不要吃。治疗后要遵嘱接受复查和随访，肿瘤复发和转移多半发生在 2 年之内，所以 2 年内每 3 个月要复查一次，两年后每半年复查一次，5 年后每年复查一次。正是因为郭女士配合医生治疗，保持身心的愉悦，在爱的环境中克服各种困难，所以被治愈，过上了幸福的生活！

专家简介

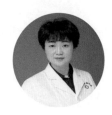

吴星娆

云南省肿瘤医院放射治疗科副主任，副主任医师，硕士研究生导师。

社会任职：

中国医师协会放射肿瘤治疗医师分会第二届委员会妇科肿瘤放疗学组 委员

中华医学会放射肿瘤治疗学分会近距离治疗学组 委员

中国抗癌协会近距离治疗专业委员会 委员

云南省转化医学会精准放射治疗分会 副主任委员

云南省医学会妇科肿瘤分会 委员

加拿大蒙特利尔麦吉尔大学（Magill）犹太总院访问学习一年；日本国立放射医学部学习一个月。

第一作者发表论文近 30 篇，其中 SCI 5 篇。主持厅级项目 2 项；参与国家自然科学基金 3 项；开展省内新技术 2 项；参编全国"十三五"规划教材《放射治疗技术学》一部。

宫颈锥切术后九年：复发诊断的最终追踪

编前按

　　宫颈锥切术后多年的我，一直以为 HPV 阳性并无大碍，结果一波三折，所幸没有大事。愿以我 HPV 持续多年阳性的经历，给广大的女性朋友带来一些警醒，以守护我们的健康。

　　我来自祖国的一个边疆小城，平时忙于生意往来，生活既忙碌又充实。因为经济条件宽裕，所以我对自己的健康非常关注。早在 2009 年，或许在我所在的小城市里很多女性还不知道体检是什么时，我便做了宫颈癌筛查，结果查出了宫颈癌前病变。当时因为从来没听说过这个疾病，加之当地医生提到它与癌症有关，我非常害怕，立即来到所在的省会城市昆明——省级肿瘤专科医院。

　　很快，在医生的安排下，我接受了"宫颈冷刀锥切手术"。术后病理结果显示"宫颈上皮瘤样变 3 级（CIN3），切缘未见病灶"。顺利出院后，我回到当地。因为术后恢复得很好，加之工作繁忙、距离昆明较远，我术后一直在当地复查，每年至少进行一次 HPV 检测，每次结果都是阳性。当地的医生也给我做了阴道镜检查，告知宫颈"正常"，但 HPV 一直呈阳性，这让我心中不免有些忐忑。

2016 年 5 月，我再次在当地复查，结果显示：宫颈细胞学高度病变（即 HSIL）/HPV 阳性（未分型）。当地医生让转上级医院就诊，我立即匆忙赶往肿瘤医院。

2016 年 5 月 22 日，我特意挂了宫颈病变专科门诊号，携带着厚厚的一沓检查资料，向接诊医生详细叙述了病情。接诊医生耐心地听完后，仔细查阅了我当年的出院记录和术后病理并进行了一次详尽的阴道镜检查。检查结束后确实未见病灶，在阴道壁也未见异常。她还告诉我，HPV 持续多年的阳性，以及宫颈细胞学检查结果提示高度病变，这些其实都是 CIN 复发、宫颈管病变的高风险因素。医生建议先行诊断性宫颈环形电切术（LEEP），以此来排除宫颈管病变。

充分沟通后，我同意了医生的处理意见，在门诊做了手术。术后病理检查未见异常病灶，我长长地舒了一口气。对于这个结果，我当时非常满意，庆幸不是癌症。正如医生所分析和判断的，确实存在宫颈病变的复发。术后医生建议定期复查，并不断强调复查的重要性。

希望大家能以我为鉴，重视 HPV 持续阳性的问题，可能很多女性朋友有过 HPV 感染的经历，大多数朋友可能很快转阴并恢复，而我 HPV 阳性持续了多年，自己也没有重视。幸运的是，我接受了当地医院的转诊意见，去到了省级肿瘤专科医院获得更加专业的建议。

专家科普

宫颈锥切术后患者的复查非常重要。为什么这样说呢？宫颈锥切手术是治疗宫颈癌前病变的重要方法，宫颈癌前病变患者即使做了宫颈锥切术，术后复发或进展的风险也要远高于既往没有宫颈病变的患者，而在复查过程中，HPV 检查是一个重要的检查手段，如果宫颈锥切术后患者

HPV 持续阳性，需要患者和医生高度警惕。

专家简介

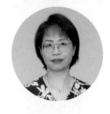

张红平

北京大学肿瘤医院云南医院 云南省肿瘤医院 昆明医科大学第三附属医院妇科副主任，主任医师，硕士研究生导师。云南省"兴滇英才"名医专项获得者、云南省政府特殊津贴获得者、昆明市中青年学术和技术带头人。

社会任职：

中国抗癌协会宫颈癌专委会 常委

中国临床肿瘤学会（CSCO）妇瘤专委会 委员

国家癌症中心宫颈癌质控专业委员会 委员

中国老年医学会妇科分会 委员

中国妇幼保健协会妇科智能（AI）医学专业委员会 委员

云南省医学会妇产科分会 副主任委员

云南省医学会阴道镜宫颈病理学分会 副主任委员

云南省抗癌协会妇科肿瘤专业委员会 副主任委员

云南省医师协会计划生育医师分会 副主任委员

长期从事妇科恶性肿瘤的诊断和处理，特别对疑难宫颈癌及癌前病变的处理有一定经验。主持多项省级科研课题，参与多项全国多中心临床研究。

生命的盟友：医患同心的抗癌战斗

编前按

　　宫颈癌是全球女性健康的一个重要威胁。近年来，中国每年新发宫颈癌病例约为14万例，占全球新发病例的三分之一，主要集中在中西部地区。根据中国科学院过去20年的肿瘤相关研究数据，全国宫颈癌患者总死亡率已下降69%，但在中西部某些地区，死亡率仍无明显下降趋势。早期宫颈癌患者的治疗主要依靠外科手术，而放疗在中晚期宫颈癌患者的治疗中则起到关键作用。宫颈癌对放射线非常敏感，各期患者接受放疗后的效果普遍较好。今天，我们通过李雪的故事来了解更多关于宫颈癌防治的知识。

　　我叫李雪，生活在云南省曲靖市。虽然生活平淡，但很充实。然而，这份平淡而充实的生活在2023年10月28日被打破了。那个月我的月经一直不干净，于是决定前往医院检查。然而检查报告单上赫然写着的"宫颈恶性肿瘤"让我惊呆了。当时的我几乎崩溃，连续几天都食不下咽。随着时间的流逝，我的心情逐渐平复，当地的医生告诉我，已经错过了手术的最佳时机，并建议转至上级肿瘤专科医院做进一步的诊治。

　　想到家里的孩子还在读书，老人也需要照顾，我对自己说："不能倒下！"为了能活着并且活得更好，接受迅速有效的抗癌治疗成了我甚至我们全家的首要任务。于是，我和丈夫来到了云南省肿瘤医院，挂到了放疗科李主任的号。在李主任领导的团队中，我完成了全面的检查。李主任的团队成员李医生为我们详细解释了治疗方案。听着李医生温柔的鼓励的话语，我紧绷的神经逐渐放松。医生建议我同时进行放疗和化疗。由于我的宫颈病灶和淋巴结较大，需要先进行化疗，然后再进行放疗和化疗的联合治疗。

第一阶段的治疗开始了。虽然化疗初期一切顺利，但到了第二天，患处开始出血。得知情况后，李医生立刻安排了后装放疗以止血。在化疗期间，恶心、呕吐和疼痛等不适都是难以避免的，幸好李医生总是及时处理。第一阶段治疗结束后，复查显示一切正常，我可以出院了。尽管这次治疗带来了身体不适，但李主任团队的诊治给了我温暖和信心。随后，我接受了第二阶段和第三阶段的放化疗同步治疗，又巩固进行了两次化疗。如今，我已经出院，只需按期复查。

以前，人们常常谈癌色变，但如今，随着医学技术的飞速发展，癌症已逐渐被视为一种可管理的慢性病。因此，我们不应再谈癌色变，而应积极地面对和战胜它。

宫颈癌防治相关十问十答

1. 什么是宫颈癌？

答：宫颈癌是指发生于宫颈部上皮组织的恶性肿瘤，84.5%的宫颈癌是高危型人乳头瘤病毒（HPV）16/18型引起的。

2. 接种HPV疫苗可以预防宫颈癌吗？接种HPV疫苗后，是否还需要接受宫颈癌筛查？

答：可以，9～45岁女性均可接种HPV疫苗，在此年龄段越早接种保护效果越好，其中9～15岁女性是重点人群。另外，无论是否接种

HPV 疫苗，均需定期接受宫颈癌筛查。HPV 疫苗类型及应用范围见下表。

疫苗类型	应用范围
二价疫苗	预防 HPV16、HPV18 两种亚型 （可预防 70% 的宫颈癌）
四价疫苗	预防 HPV6、HPV11、HPV16、HPV18 四种亚型 （可预防 70% 的宫颈癌，以及外阴尖锐湿疣）
九价疫苗	预防 HPV6、HPV11、HPV16、HPV18、HPV31、HPV33、HPV45、HPV52、HPV58 九种亚型 （可预防 HPV 引起的 90% 的宫颈癌、外阴癌、阴道癌、肛门癌、生殖器疣等）

3. 宫颈癌有哪些高危因素？

答：不良性行为，月经及分娩因素，性传播疾病，吸烟，长期服用口服避孕药，免疫缺陷与抑制，病毒感染，其他因素（如社会经济条件较差、卫生习惯不良、营养状况不良等）。

4. 宫颈癌患者有什么症状？

答：宫颈癌患者早期常常没有明显症状，随着病情进展，逐渐出现异常白带（如血性白带、白带增多等），接触性阴道出血，不规则阴道出血或绝经后阴道出血。

5. 宫颈癌患者治疗方式有哪些？

答：宫颈癌患者的治疗方法主要包括手术、放疗、化疗及免疫、靶向治疗等。治疗方法的选择应根据宫颈癌的分期及患者的具体情况，由肿瘤科医师进行综合评估后选择最适当的治疗方式。约 70% 的宫颈癌患者在治疗癌症的过程中需要接受放疗，放疗是治疗宫颈癌最重要的手段之一。

6. 宫颈癌患者在哪些情况下适合放疗？

答：对于局部晚期宫颈癌患者，失去了手术机会，放疗是可根治的治疗方法；对于早期宫颈癌术后有复发高危因素的患者，如淋巴结转移、切缘阳性、脉管内癌栓，应进行术后的辅助性放疗，可降低50%的复发率；对于术后复发的患者，应首选放疗，再次治愈的机会较高；对于有远处转移的晚期患者，放疗具有止痛、提高生活质量的作用。

7. 宫颈癌放疗包括哪些部分？

答：宫颈癌的根治性放疗包括体外照射和内照射，外照射又称远距离照射，是指在体外利用X线照射肿瘤进行治疗；内照射也称近距离腔内治疗，是指将放射源放置于体内或肿瘤内进行治疗。外照射和内照射良好配合才能达到最佳的治疗效果。根据研究资料，放疗联合化疗可明显提高对宫颈癌的控制率，提高患者生存质量，所以同步放化疗已成为宫颈癌患者的主要治疗策略。

8. 宫颈癌放疗需要几个疗程，注意事项有哪些？

答：宫颈癌的放疗疗程为外照射部分，每周治疗5次，需要5～6周的时间；内照射部分，每周做1～2次，需要进行4～5次，应根据患者的情况制定相应的放疗方案，同时也根据患者的耐受程度进行适时调整。一般情况下宫颈癌患者的总放疗时间要控制在8周内。

注意事项

①坚持阴道冲洗：患者最好坚持每天冲洗阴道，把分泌物、肿瘤坏死组织清洗掉，避免发生阴道炎或宫颈炎，还有利于提高肿瘤组织对放疗的敏感度。②饮食禁忌：建议以清淡饮食为主，日常饮食以容易消化并保证营养为原则，忌吃辛辣刺激食物。

9. 宫颈癌患者放疗常见的不良反应有哪些？

答：①放射性直肠炎：多发生于放疗2周后，表现为腹泻及便秘交替，黏液便、大便疼痛等，轻症患者可给予止泻、营养肠道药物及肠道益生菌等，症状明显者可予以保留灌肠及静脉抗感染治疗。②放射性膀胱炎：稍晚于直肠反应发生时间，多表现为尿频、尿急、尿痛，有的可能有血尿。放疗时憋尿，平时多饮水，可减轻膀胱反应，必要时可予以抗生素治疗。③造血系统反应：多表现为白细胞、血小板及红细胞三系细胞的下降，同步化疗可加重此反应。保证均衡营养，补充铁含量丰富食物，必要时可应用升白细胞、血小板药物进行治疗。④全身反应：常表现为乏力、恶心、食欲差等，少数患者可出现呕吐，给予对症处理后可缓解，当患者耐受放疗后，症状也可逐渐缓解。

10. 宫颈癌患者治疗后怎样复查？

答：宫颈癌患者治疗失败的原因是存在远处转移，更重要的是宫颈局部复发和转移。70%～80% 宫颈癌患者的复发转移发生于放疗结束后 2 年内，表明患者治疗结束后前 2 年内密切随诊的重要性。

宫颈癌患者放疗后随访非常重要，能及时、早期发现复发宫颈癌部位。宫颈癌根治性放疗后，如果患者没有任何症状，2 年内可 3 个月一次随访；如患者 2 年没出现复发迹象，3～5 年间可 6 个月一次随访；如患者 5 年内没有复发，复发概率就非常低了，5 年后，一年一次随访即可，但需终身随诊。

早发现、早诊断、早治疗的"三早"理念在宫颈癌患者中同样适用，以提高患者的生存率和长期生活质量。

专家简介

吴星娆

见 P115

重拾信心重见光明　战胜宫颈癌

编前按

宫颈癌是妇女常见恶性肿瘤之一，严重危害妇女的生命健康。近年来，我国宫颈癌患病率呈现上升趋势，平均每年上升 11.3%。2024 年，WHO 数据显示，我国仍然是宫颈癌第一大国，2022 年，我国宫颈癌新发病例 150659 例，占全球的 22.8%；死亡 55694 例，占全球的 16%。早期宫颈癌患者治愈率高，晚期宫颈癌患者治疗困难，也是主要的宫颈癌死亡人群。宫颈癌是目前世界上唯一一个病因明确的恶性肿瘤，而且易于筛查，因此宫颈癌是可以预防的，早期宫颈癌是可以治愈的！关键在于早诊、早治和规范化治疗！

时光回溯到 2012 年初秋，女儿大学毕业并保送研究生，我和家人沉浸在快乐幸福的喜悦之中。像往年一样，我参加了单位组织的体检。然而，在 9 月 4 日，医生通知我 HPV 阳性，并且怀疑已经发展为宫颈癌，需要进一步做妇科检查。当时 53 岁的我和家人仿佛遭遇了晴天霹雳，生活顿时陷入了阴霾。在怀疑和痛苦中，我最终还是被确诊为宫颈癌。

2012 年 9 月 14 日，我被安排入住云南的省级肿瘤专科医院妇科。完成各项检查后，确定了以手术为主的治疗方案。张红平主任为我进行了手术，根据术后病理检查结果，还需要接受 23 次放疗和 4 次化疗。在这期间，我不仅严重脱发至光头，还经历了严重的消化道反应，每天都在恶心和呕吐中度过。相当长的一段时间内，我无法进食，体重也从 54 千克下降到 40 千克，形象全无。躺在病床上时，我无数次彻夜难眠，无数次哭泣并想要放弃。然而，家人和主治医师一次次的温暖劝慰打动了我。有一天，我幡然醒悟，终于能够面对自己，"我不能就这样离关心我的人远去！"重新鼓起勇气、振奋精神，边接受各种支持治疗边完成放化疗。

经过那段漫长的煎熬，2013 年 2 月 6 日，也就是春节前一天，终于结束了治疗，回到了家中。然而，等待我的却是母亲因心焦过度突发脑出血而离世的噩耗。母亲的离去让我感到极度悲伤和自责，我再次陷入了沉沦，多少次都想到天堂去陪伴母亲，好长时间走不出困境。

2019 年 9 月，在家人的鼓励下，我加入了云南省抗癌协会康复会志愿者团队。作为志愿者，我的人生焕发了新的活力。我在医院、康复会大家庭和社会之间忙碌穿梭，为病友们搭建了一个抗癌康复和交流的平台，我们形式多样地交流心得，互相鼓励和支持，帮助她们发挥各自的特长。我们走出家门，融入社会，展示自我，成为对家庭和社会有用的人。每天都过得充实而快乐。

经过多年抗癌，我发现癌症并不可怕，癌症并不一定宣判一个人的"死刑"。每个病友都需要有一个积极乐观的心态，勇于面对自己、面对家人、面对治疗。保持良好的心态、健康的生活方式，积极配合医生进行规范化诊疗，是战胜病魔的法宝。很多癌症是可治愈的，尤其在早期。"癌症早诊早治"的观念也逐步得到推广，并逐渐深入人心。

以宫颈癌为例，这个病不仅可治，更重要的是可防。绝大多数宫颈癌与高危型 HPV 的持续感染相关。HPV 疫苗是预防 HPV 感染的有效手段，我们呼吁每个女性在性生活开始前接种 HPV 疫苗。进入性生活后，定期进行宫颈癌筛查是非常重要的。如今，国家免费的"两癌筛查"已经在农村和低收入群体中普及，各级各类医院也在常规开展宫颈癌筛查工作。宫颈癌前病变阶段的治疗相对简单，且身体无须承受过多的不良反应。如果错过了前两步的预防，即使被诊断出宫颈癌，也绝不能自暴自弃或盲目相信"神医"和"偏方"。在专业医院和诊疗团队的帮助下，多数宫颈癌患者是可以得到治愈的。我和周围的许多病友就是证明这一点的例子。

许多病友可能会像我当初一样，感到茫然和不知所措，但当融入我们康复会的大家庭后，他们重拾了信心，重振了精神，在抗癌路上不断谱写生命的新篇章。经历过伤痛，才会更懂得健康的重要性，也会更加珍惜与家人在一起的温馨时光。

面对肿瘤，虽然不能彻底摆脱，但我们可以认真配合治疗，积极进行康复锻炼，阻止它的继续发展和破坏。相信医生、相信自己，勇往直前，回归社会，互助互帮。和大家携手共进，我们就能走出阴霾，重新绽放生命的活力！

 专家科普

高危型人乳头瘤病毒（HPV）的持续感染是宫颈癌的主要致病因素。宫颈癌不仅病因明确，而且宫颈易于暴露检查，从 HPV 感染发展为宫颈癌前病变、再发展为宫颈癌均有相对漫长的过程。因此，宫颈癌不仅可以针对病因进行预防，而且具有一套有效的筛查手段，易于早期发现。

宫颈癌在防治方面已经建立起了健全的三级预防体系，可以有效降低宫颈癌的患病率和死亡率。

世界卫生组织在《全球加速消除宫颈癌战略》中提出 2030 年需达到的阶段目标：90% 的 15 岁女孩接种 HPV 疫苗，70% 的成年女性接受高质量的宫颈癌筛查，以及 90% 的宫颈癌及癌前病变患者得到规范治疗。我国政府积极响应，并制定了《加速消除宫颈癌行动计划（2023—2030 年）》，旨在建立多部门联动的宫颈癌综合防控工作机制，加快推进宫颈癌消除进程，保护和促进女性健康。相信通过各方携手努力，共同推进疫苗接种、筛查和早诊早治，宫颈癌将有望成为人类可以消除的第一个恶性肿瘤！

专家简介

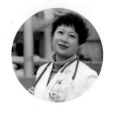

俞晶

教授，硕士研究生导师。

社会任职：

中国抗癌协会宫颈癌专委会 全国委员

中国医疗保健促进会妇产科分会 HPV 感染学组 委员

中华医学会阴道镜宫颈病理学会云南省分会 委员

云南省优生优育妇幼保健协会宫颈病变防治专业委员会 主任委员

云南省转化医学会微创专业委员会 副主任委员

云南省医学会妇科肿瘤专业委员会 常委

云南省优生优育妇幼保健协会生育力保存专业委员会 常委

云南省优生优育妇幼保健协会盆底及微创专业委员会 常委

云南省转化医学会药学分会 常委

云南省医院管理协会妇科管理委员会 委员、秘书

云南省医师协会多学科诊疗专业委员会 委员

曾获云南省肿瘤医院首届"十佳医生""学生最喜爱教师"等称号，主持和参与国家级及省级科技项目多项。参与发明专利 5 项，参编专业书籍 4 部，履职以来发表论文近 20 篇，其中 SCI 收录 8 篇，北大核心期刊收录多篇。

祸不单行——记我的两癌抗癌历程

编前按

> 尽管同时罹患两种癌症，胡女士也总是以坦然的心态来面对。患癌不可怕，只要调整心态并积极治疗，相信医学之光定能照亮癌症治愈之路。

2023 年 4 月，花正红、树正绿、日子正暖，万物生长。这是一个美好的世界，也是我享受着退休后自由时光的美好日子。

然而，当时我绝经后的白带问题已经存在几个月了，但是由于历年的各项体检指标不错，每两年做一次的宫颈癌筛查也都没问题，我感觉吃、喝、拉、撒、睡，做家务，跑、跳、玩时的精力都挺好，所以我并没有及时去医院诊治。异常持续几个月后，我终于意识到有点不对了，于是才决定去医院看一看。

2023 年 4 月底，我到市级医院就诊，B 超显示宫腔占位。医生告知需要住院做手术，对医学知识一无所知的我，心想应该是长肌瘤或息肉什么的，这样的毛病也挺常见的，该怎么治就怎么治吧。

回家后跟家人一商量，决定去省级专科医院做手术，做了进一步检查后，入院做了宫腔镜手术，手术中取出的组织样本送病理科进行病理检查，报告显示是子宫内的恶性肿瘤。

胸部低剂量螺旋CT筛查时发现右肺下叶不除外恶性占位，这真是祸不单行啊。当时，与子宫内膜恶性肿瘤相比，肺部的问题似乎较轻，所以我决定先将其搁置，暂时不考虑。

接下来，开始了每天在医院的奔波，完成手术前检查时，我与病友交流病情，互相给予安慰和鼓励。这样的交流让我每一天都过得很快，也很充实。

5月24日，我带着一点紧张上了手术床，术后对健康的渴望变得无比强烈，正如那句话所说："下雨了才知道雨伞的好，生病了才知道健康的可贵。"平常总希望时间慢一些，现在却希望它快一些流逝。

术后病理检查提示子宫内膜样腺癌，分子基因检测结果是POLE超突变型，是预后较好的一种，这也算是不幸中的一点小幸运。

接下来我需进行放射治疗，放射治疗十几次后各种不适渐渐凸显，一是不怎么想吃东西，时不时会拉肚子；二是经常尿频、尿急；三是引发了痔疮，每次大便剧痛无比；四是时不时失眠。在家中，我尝试用中药包敷治疗淋巴水肿，并在中医科主任的指导下，用中药调理消化和睡眠问题，效果还算不错。

治疗结束1个月后复查，各项检查结果还可以，我就立即预约肺占位性病变手术。最后医生告诉我，是肺癌早期，谢天谢地，真是万幸呀。

子宫内膜癌患者放疗不良反应及处理

子宫内膜癌患者放疗不良反应相比较根治性宫颈癌放疗患者要轻一些，因为绝大多数患者是术后放疗，所以剂量不会很高。主要不适表现在以下方面。

消化系统临床表现：恶心、呕吐、食欲不振、乏力，腹痛、腹泻、便血等放射性肠炎表现。可口服昂丹司琼止吐，醋酸甲地孕酮改善食欲，洛芬待因止痛，思密达、洛派丁胺止泻等对症支持处理。

泌尿系统临床表现：尿频、尿急、尿痛、尿血等放射性膀胱炎的表现。可多喝水、口服三金片等缓解症状。症状不缓解时要及时就医。

循环系统临床表现：白细胞、红细胞、血小板下降。处理方法为用粒细胞集落刺激因子及血小板生成素升血细胞处理。

最严重者可出现直肠阴道瘘、膀胱阴道瘘，就是大小便从阴道排出，可选择造瘘手术，临床上较少见。

专家简介

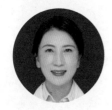

蒋美萍

北京大学肿瘤医院云南医院放射治疗科副主任医师。

社会任职：

中国抗癌协会近距离治疗专业委员会 委员

云南省转化医学学会精准放射治疗分会 委员

云南省抗癌协会肿瘤药物临床研究专业委员会 委员

从事肿瘤放射治疗临床、科研及教学工作 23 年，现主要从事妇科恶性肿瘤的放疗，临床经验丰富，擅长宫颈癌、子宫内膜癌及外阴癌的根治性及术后放疗，在省内首先开展 B 超引导下宫颈残端癌三维插植后装治疗技术，熟练掌握妇科恶性肿瘤的诊断、放疗技术及相关并发症的处理。

以第一作者及通讯作者发表文章多篇，主编专著 2 部，参与多项国家级及省级课题。

奋力前行，在卵巢癌阴霾中寻找幸运之光

编前按

卵巢癌发病隐匿，病情进展快，已成为威胁女性健康的"隐形杀手"。如何进行筛查和早期发现？可选择的治疗手段有哪些？卵巢癌会遗传吗？让我们跟着胡女士一起走进她卵巢癌的抗癌之路吧。

胡女士，出生于 1966 年，于 2021 年 6 月 1 日在年度常规体检中发现腹部有包块，随即前往市级妇幼保健医院进行复查。经过初步检查，被确诊为卵巢囊肿，需要手术治疗。家庭商议后，她转院至云南省的一家三甲医院进行更详细的检查。6 月 11 日，她在省级肿瘤专科医院接受了卵巢癌根治术，术后胡女士进行了 6 个疗程的化疗。化疗结束后，她开始口服尼拉帕尼进行维持治疗。随后，她每 3～4 个月复查一次，目前各项指标稳定，身体机能良好。

"从今天起做一个规律体检的人"

卵巢癌发病极为隐匿，不易被发现。在这次体检之前，我并未感觉到明显的异常，只是大约在体检前 1 个月，发现阴道有极少量的不规则流血。由于没有明显的不适，我没有及时去医院进行详细检查，而是在年度定期体检中发现了盆腔包块，这才得到了规范的诊断和治疗。我最明智的选择是相信专业的医生，虽然提到癌症都会让人心惊，但经过一番冷静思

考后，选择到云南省的一家三甲医院进行治疗。

"多问、多学、多实践，终将云淡风轻"

时隔 3 年，我依然清晰地记得，每次在排队检查时，都会询问前后的人：你是来复查的还是准备手术的？需要注意什么？饮食上有什么特别的要求吗？如何提前做好准备？但慢慢地，我似乎放下了许多戒备，更多地投入准备配合治疗中。术前准备、手术谈话、签字等一切都顺利进行，手术也非常顺利。从回到病床上的那一刻起，新的挑战接踵而至，包括各种导管护理、拍嗝、饮食和起居要求。医护人员和旁边床位的家属们帮助我们掌握必要的护理知识。就这样，得益于大家的帮助，我每天坚持适当运动、合理膳食，尽量补充有营养的瘦肉、酸奶、蛋白粉、水果等，终于在第 13 天出院了。

半个月后，我再次回到医院，开启了 6 次化疗。化疗后出现了骨髓抑制、便秘、疼痛，血象异常、胃肠道反应、发热等不良反应。为了减轻化疗的不良反应、尽快恢复体能，我在度过了第 1 次化疗以后，与家属通过微博等渠道，学习了卵巢癌诊治的指南、当前研究进展等更专业的知识，并从海量的不良反应管理经验分享中，了解了一线、多线治疗方案，迅速掌握了大量的卵巢癌相关知识。最终，我还是顺利地完成了 6 次化疗。

在术后的化疗和维持治疗期间，我咨询了多位权威妇科专家，而不是盲目地进行治疗。在化疗期间，我的中性粒细胞一直偏低。即使在调整了服药方案后，中性粒细胞仍然低下，停药一个月后仍未恢复。因此，在治疗了 3 个月后，我不得不停止服药。选择停药是一个艰难的决定，因为担心疾病会复发。但在咨询了主任医师后，得到了比较中肯的建议，并获得了权威的答疑和精神上的抚慰，这坚定了我因骨髓抑制不耐受而停药的决定。

"动起来，生活更精彩"

在患病前，我全身心地投入家庭中。大多数时间里，没有自我，被家庭的琐碎事务牵绊，几乎没有时间进行运动。但经过这次患病，我深刻地认识到健康的重要性。曾经频繁出现在餐桌上的腌制品不再出现，我已经欣然接受了肉、蛋、奶、果蔬等饮食结构的调整，更多时候，我会自主选择多样化的饮食方案。特别是在经历了 4 个多月的诊治后，我主动加入了广场舞的队伍，早上跳 2 小时，晚上跳 1 小时，白天还会出去散步和锻炼，慢慢地，我的身体状况恢复如初。

目前，我每 3～4 个月会到医院进行一次复查，其间密切监控 CA-125、HE-4 等指标。家人整理了一系列表格，并绘制成折线图，复查时可以提供给医生查阅，便于医生更直观、清晰地了解肿瘤标志物的变化情况，节约了就诊时间，我也通过自我管理提升了健康意识。此外，我们还系统地整理了治疗及复查期间的 B 超、CT 检查报告，形成了完整的就医档案，做好了自我档案管理，助力高效、优质的就医体验。

卵巢癌因其症状不明显而被称为"沉默的杀手"，大多数患者在发现时已经处于晚期，这给治疗带来了诸多难度；再加上手术创伤大、术后恢复慢、治疗产生的不良反应多，处理起来比较棘手。因此，我们必须行动起来，寻求规范的治疗，找到专业的妇科肿瘤医生进行诊治。同时，做好自我管理，处理好各种不良反应，加强营养，保持身体在较好的状态，这样才能以不变应万变。那些曾经的挣扎、彷徨、不安，终将转化为前行的力量，迎接又一个初升的太阳。

该患者前期规范治疗，后期患者及家属重视自我管理。医护良好的配合是获得长期生存的基础。早期卵巢癌患者大多无症状，需重视每年体检，发现早期病变。如患者有肿瘤家族史，尤其是乳腺癌、卵巢癌，需到肿瘤基因门诊行遗传咨询，指导疾病筛查及预防。

专家简介

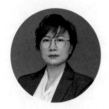

杨谢兰

云南省肿瘤医院妇科卵巢肿瘤病区主任，主任医师，硕士。研究生导师。

社会任职：

中国临床肿瘤协会妇科肿瘤专家委员会 委员

中国医药教育协会妇科肿瘤医学教育委员会 常委

中国医师协会微无创专委会遗传与生育力保护学组 副组长

中国医药教育协会肿瘤临床研究培训专委会 常委

中国抗癌协会第一届子宫体专委会 委员

中国抗癌协会第一届中西整合卵巢癌专委会 委员

云南省抗癌协会妇科肿瘤专业委员会 委员、秘书

云南省优生优育妇幼保健协会整合盆底及妇科微创专委会 副主任委员

第二届"人民好医生"妇科肿瘤领域优秀典范专家，在晚期卵巢癌超根治术等妇科肿瘤手术中有丰富的经验，作为分中心主要研究者（PI）参与多项国际及国内临床研究。

科学治疗，卵巢癌并不可怕

编前按

　　卵巢癌因其症状不明显而被称为"沉默的杀手"，多数患者在症状明显时往往已处于晚期。那么，卵巢癌能否通过"自我检查"实现早期发现？晚期卵巢癌患者的生存期是否普遍较短？什么是卵巢癌的精准治疗？带着这些疑问，让我们一起走进徐女士的卵巢癌抗癌之路。

　　2021 年初冬的一个清晨，我躺在床上时，手不经意间摸到腹部有一个很大的硬块，突然感到害怕和疑惑，我的肚子不疼，也没有其他不适，这究竟是什么？带着这样的疑惑，第二天一早，我先生便陪我去了医院。经过两家医院的检查，被初步诊断为"卵巢癌"。拿到检查结果的那一刻，我如同遭受晴天霹雳，缓了很久，才逐渐意识到自己生病了。

　　我从各种渠道了解到恶性肿瘤的发病可能与遗传、生活压力、不良嗜好、不规律的作息、不良环境及饮食习惯等因素有关。然而，我没有肿瘤家族病史，生活规律且自律，没有不良嗜好，饮食也比较健康。所有与肿瘤相关的因素似乎都与我无关，怎么还会患癌呢？以前，听到癌症总觉得它离我特别遥远，但此时此刻，它却发生在我自己身上。

　　在家人的陪伴和安慰下，我接受了自己患癌的现实。我们选择了到云南省级肿瘤专科医院进行诊治。来到医院妇科，经过一系列完善的检查后，我被诊断为：卵巢恶性肿瘤。幸运的是，我可以立即进行手术治疗。2021 年 12 月 14 日，妇科团队历经 6 个小时的艰苦奋斗，手术顺利完成。术后，我经历了下肢水肿、肠胀气、肠梗阻、咳嗽等许多不适症状，身上挂了 4～5 个引流袋，实在让人难受。但是，妇科医护人员的爱护和精细照护让我倍感温暖。在她们的鼓励和治疗下，我一天天好转起来，想到家人和爱人的支持，下定决心要努力活得更久、活得更好。

手术后我的诊断是卵巢黏液性囊腺癌Ⅲc 期，立即开始了化疗。医生告知化疗可能会引起脱发，于是在化疗前一天，自己坐在马桶上剃掉了陪伴多年的长发，那一刻，原本坚强的我潸然泪下。然而，化疗的过程并没有一帆风顺。在正常情况下，卵巢癌手术后只需要进行 6 次化疗，但由于我的肿瘤类型属于较少见的卵巢黏液性囊腺癌，对化疗并不是很敏感。即使在调整化疗方案后，疗效仍然不理想。在我绝望之时，医生进行了基因检测。不幸中的万幸，基因检测提示为 MSIH，即所谓的肿瘤高突变负荷，虽然我不太懂其中的意思，但检查的结论提示可能从免疫治疗中获益。基于这样的结果，医生将我的治疗方案调整为化疗加靶向药物，再联合免疫治疗。在经历了 11 次联合治疗后，我的疾病最终得到了控制。在每次治疗中，我都在鼓励自己："这是最后一次。"只有这样的心理暗示才能支撑着走下去。

结束化疗后，从 2022 年 9 月至今，我经历了 28 次免疫维持治疗。在治疗期间，妇科的医护人员都及时关注我的病情，并给予意见或建议。每次见到她们，我都感觉如沐春风，倍感亲切。她们帮助我正确面对治疗时带来的便秘、反胃、呕吐、头昏、烦躁、虚弱无力等状况。在治疗过程中，我经常在医院还没开始打针就已经感到反胃想吐。每天我只能勉强吃些饭，简单洗漱，剩下的力气还要留着去医院。那段时间，我不是在医院，就是在去医院的路上。同时，我也非常庆幸在手术期间遇到了同病房的李姐。她患病快 8 年了，历经多次手术，她坚强、乐观的性格给予了我很大的鼓励。她用所掌握的相关知识给予了我很多帮助。现在，李姐仍然在努力前行，希望她的状况越来越好。

现在我找了一份简单的工作，每天迎着晨曦出发，感觉自己越来越接近正常生活，这感觉真好。我始终没有问过医生自己还能活多久，因为相信，在科学的指导下，医生们已经在尽最大的努力救治。我也需要全力配合，不断挑战，探索我们人类身体的秘密，不断创造生命的奇迹。

我知道所走的每一步都不容易，并且每一步都凝聚着来自各方的爱。此生，足矣！

通过徐女士 3 年长期生存的故事让我们来认识一下被称为"沉默的杀手"的癌症——卵巢癌。卵巢癌是女性常见的恶性肿瘤之一，由于卵巢的解剖位置在盆腔深处，70% 的患者发现时已是晚期，即使经过系统的治疗，70% 的患者 2～3 年内会复发，即使经过医生和患者的不懈努力，70% 的患者生存时间也不超过 5 年。面对如此凶恶的肿瘤，我们能做些什么？首先，定期体检很重要，我们可以通过定期体检发现相对早期的病变，尤其是有肿瘤家族史的患者，更应该定期体检；此外，如果在生活中发现自己有腹胀等消化道症状，需要尽早就医排除卵巢肿瘤。其次，卵巢癌诊断后规范的首次治疗很重要，目前针对卵巢癌的治疗原则主要是手术、化疗和维持治疗，和其他恶性肿瘤不同，即使晚期的卵巢癌都要给患者一次手术机会；手术后的化疗和维持治疗也同样重要，当然也鼓励每位患者都加强自我管理。最后，随着疾病精准诊疗的发展，卵巢癌的治疗也需要在基因检测的支持和指导下进行。总之，虽然卵巢癌很难被早期发现，但发现

后通过积极科学的治疗，患者仍能获得较长的生存期。因此，只要科学治疗，卵巢癌并不可怕。

专家简介

俞晶

见 P128

逆境中的光辉：子宫内膜癌患者保育治疗后迎来新生命

　　生育孩子对许多女性来说是一件非常重要的事情，但对于子宫内膜癌的患者来说，这个过程可能充满艰辛。

　　2020 年的夏天，当时我 31 岁，已经结婚 3 年。我的父母和周围的朋友一直催促我们尽快生孩子，从结婚开始，尝试了各种方法，但一直未能成功怀孕。我总是安慰自己，相信孩子会在合适的时候到来。后来，通过别人的介绍，我去了省城一家著名的生殖中心，希望通过辅助生殖技术拥有一个宝宝。然而，在宝宝到来之前，检查结果给了我沉重的打击：超声检查发现子宫内膜增厚，诊断性刮宫病理结果显示患有"子宫内膜高分化腺癌"。这消息对我来说就像天塌了一样——自己还年轻，还没有孩子，就已经成了一名癌症患者。

　　我和我的爱人在网上搜索关于"子宫内膜癌"的信息，并咨询了许多人。了解到要想根治这个病，需要进行子宫切除手术。爱人安慰我说，生命才是最重要的，即便需要切除子宫，不能生育，我们仍然可以一起过得幸福快乐。我默默地流泪，感到自己的不幸，感慨命运的不公——自己再也不能成为母亲了。

为了治疗肿瘤，我来到了云南的省级肿瘤专科医院。很幸运遇到了妇科俞晶主任。我向她表达了顾虑——不想切除子宫，仍然希望有一天能够拥有自己的孩子。俞医生在仔细阅读了我带来的所有病历资料，并安排了宫腔镜检查、盆腔 MRI 以及病理免疫组化检查之后，她认为有机会保留子宫及生育功能。

宫腔镜检查发现我的病灶局限在子宫内膜上，幸运的是这些病灶非常表浅，所以医生在手术中刮除了这部分病灶。通过其他辅助检查，我的子宫肌层以及身体其他部位都被确认为"安全"。我遵循医生的指示，每天按时服药，长期的药物作用导致我的体重直线上升。然而，我没有放弃，每天都坚持工作，并积极锻炼以控制体重，而且每 3 个月到医院进行一次宫腔镜检查……

医生和护士都对我表现出极大的耐心和温柔，但每当我躺上检查床时，内心总是充满忐忑。总是安慰自己——我是一名战士，在为自己和未来宝宝的希望而战斗；同时，我并不孤单，因为有众多医护人员在关心和支持。尽管治疗过程艰难，我的内心依然充满了希望，正朝着康复的道路一步一个脚印地坚定前行。

在随后的两年里，我频繁往返于医院和家中。这两年间，我积攒了厚厚的一叠高铁票根和数不清的化验报告单。我从一个初到省城求医的"外行"，变成了医生护士们口中的"老熟人"。除了遵循医生的治疗方案，我偶尔还会用自己的亲身经历去安慰那些新确诊的妇科肿瘤患者——"姐妹，别难过！看看我吧，虽然得了癌症，但依然坚强地活着，甚至仍然有机会生育宝宝！"

又是夏天，在肿瘤治疗结束后的第 4 个年头，得益于辅助生殖技术，一个小天使降临到了我的身边。尽管曾身患重病，但我心中始终抱有希望，这不仅离不开家人的坚强支持，更要感激那些在抗癌旅途中为我保驾护航的医护人员。

我凝视着宝宝熟睡中的微笑，回想起自己在抗癌过程中的每一步艰辛，感觉一切的努力都是值得的。

子宫内膜癌是发生于子宫内膜的上皮性恶性肿瘤，又称子宫体癌，是女性生殖系统三大常见恶性肿瘤之一，多发生于围绝经期及绝经后女性，但近年来发病呈年轻化趋势。约 5% 的子宫内膜癌患者在 40 岁之前被诊断。对于有生育需求、要求保留生育功能的患者，进行子宫内膜病理检查是必要的，宫腔镜检查更可靠，同时应该对肌层浸润的深度进行增强 MRI 评估。

保留生育功能的治疗方式只适用于子宫内膜样腺癌，且需要符合以下所有条件的患者：①分段诊刮标本经病理专家核实，病理类型为子宫内膜样腺癌，G1 级。②MRI 检查（首选）或经阴道超声检查发现病灶局限于子宫内膜。③影像学检查无可疑的转移病灶。④无药物治疗或妊娠的禁忌证。⑤充分了解保留生育功能并非子宫内膜癌的标准治疗方式并在治疗前咨询生殖专家。⑥进行遗传咨询或基因检测。⑦孕激素宫内缓释系统治疗或口服孕激素。⑧治疗期间每 3～6 个月分段诊刮或取子宫内膜活检，若子宫内膜癌持续存在 6～12 个月，仍需切除子宫；若 6 个月后病变完全缓解，鼓励患者受孕，必要时使用辅助生殖技术。⑨完成生育后或子宫内膜取样发现疾病进展，即行手术切除子宫。此外，许多子宫内膜样癌的年轻患者还有其他影响生育功能的因素，包括肥胖与多囊卵巢综合征，建议保持健康的体重。

专家简介

俞晶

见 P128

让希望的光影照进现实生活

编前按

　　子宫是胎儿生长发育和诞生的场所，而子宫内膜癌是发生在子宫内膜的一类上皮性恶性肿瘤。那么，哪些人群更容易患上子宫内膜癌呢？子宫内膜癌又有哪些临床表现呢？目前对于子宫内膜癌的治疗方法是怎样的呢？让我们通过子宫内膜癌患者施女士的亲身经历来一同了解。

　　我是一名普通的癌症患者。自 2023 年 4 月被确诊为子宫内膜癌至今，已经过去了一年多的时间。幸运的是，我当前的健康状况良好，日常生活已无大碍。对于如何向大家讲述我从发病到康复的全过程，坦白地说，有些拘谨。我不想过多地渲染这段经历的艰辛与痛苦，因此，决定用一条简单的时间线来和大家分享这一年多的心路历程。我们生来就是为了感受阳光的，正如一句网络上的流行语："你相信光吗？"希望我的经历能够对广大的患者有所帮助，也希望所有与我有着相同境遇的癌症患者能够早日迎来康复之日。

　　2023 年 4 月 25 日，我在刚好 54 岁时被确诊为中晚期子宫内膜癌。人到中年，突然得知自己罹患癌症，这样的噩耗顿时让我感到手足无措，看不清未来的方向，更不知道接下来该如何应对。这对一个普通的小家庭来说是一个巨大的挑战。

我记得最早是在 2023 年初，在绝经后再次出现了阴道流血的情况。但是，由于出血量不多，而且身体也没有其他不适，所以一开始并没有太在意。然而，这种断断续续的阴道流血持续了 3 个月。4 月 20 日左右，我前往云南省的一家中医医院就诊，并进行了妇科 B 超检查。医生告诉我需要进行刮宫手术，而刮宫后的病理结果显示为：子宫内膜样腺癌。这个消息让我感到非常震惊，但在家人的安慰和支持下，迅速调整了心态。之后，立即前往省级肿瘤专科医院就诊，医生告诉我需要接受手术治疗。

在完成了手术前的各项检查后，2023 年 5 月 8 日被确定为我的手术日期。那天早上，我成了当天的第一台手术患者。5 点钟的时候，我已经无法再入睡，到了 7 点半，医生通知可以前往手术室了。进入手术室后，随着治疗的开始，我的视线逐渐变得模糊，尽管耳朵还能听到一些声音，但没有想到的是，从那一刻起，众多的医护人员将陪伴我走过漫长的一年。随着麻醉效果的显现，我的意识也逐渐模糊，脑海中的光芒逐渐消失……你相信光吗？如果相信的话，那么当我重新睁开眼睛时，医护人员的身影是看到的第一束光。

5 个小时的手术非常成功。之后，我经历了一个多月的恢复期，其间遭受了疼痛和失眠等问题，每天都要面对不停的药物注射、电子仪器的嘀嘀声，以及医生们忙碌的身影。家人进进出出，关怀的语气和无微不至的照顾也一直在我身边。手术后的第三天，我第一次尝试下床，身上挂着许多袋子，那模样确实不太好看，也确实很痛苦。看着周围的病友，我坚信我们每个人都会有一束光照耀在自己身上。

2023 年 6 月中旬，我进入了治疗的后半段。由于我患的是子宫内膜癌IV期，也就是晚期，我需要接受 6 次化疗。在这将近半年的化疗过程中，呕吐、不适和疲惫成了我生活的常态。其间，我经历了两次肠梗阻、下肢肿胀，还有三次反复的淋巴囊肿穿刺，也面临了两次重度骨髓抑制、血小板降低至个位数的病危情况。不会去描述这些经历有多痛苦、多难熬，因为在我身前有医生的精心治疗，身后有家人的温暖支持，相信这一切都将会过去，所以何必过于纠结于那些痛苦的记忆，我选择拥抱未来，相信所有的努力都在慢慢展现其意义。我可以接受曾经有肿瘤长在体内，但决不允许它占据我的心灵。在之后的日子里，我不停地在家和医院之间穿梭，出院和住院交替进行，不知不觉中，与周围的人变得非常熟悉。每天的生活和回忆就像取景器一般，有些瞬间一直支撑着我，让幸福在眼中具象化。

清夜无尘，月色如银。2024年3月27日，第一次检查指标正常，至此，长达一年的抗争告一段落。癌症我不懂，但不可怕，有医生、有信念，积极乐观，总有一天涅槃重生。6个月后的今天，两次复查，偶尔有些许小问题，却已经不再是问题了。

接受生活的伤，更要继续仰望生活的光。

专家科普

通过施女士的亲身经历，让我们一起了解学习一下子宫内膜癌的相关知识。

子宫内膜癌是一类发生于子宫内膜的上皮性恶性肿瘤，患病率仅次于宫颈癌，但预后较宫颈癌和卵巢癌更好。对于很多肿瘤患者而言，遗传及生活方式会影响患癌的概率，子宫内膜癌同样如此。肥胖、高血压、糖尿病、不孕不育或晚育、月经初潮早、绝经晚、遗传等都是子宫内膜癌的高危因素，但是，有高危因素并不意味着会患癌症，同样，没有高危因素也不意味着不会患癌。目前为止，子宫内膜癌没有常规且有效的筛查方案，也没有特异性的肿瘤标志物，但是超声检查是常用的检查手段。另外，我们的身体也会给我们发出信号：不规则阴道流血是最主要的临床表现，尤其是绝经后阴道流血，若出现以上症状，建议尽早就医，本例患者初期症状就是如此。此外还可能会有下腹痛、阴道异常排液等其他症状。刮宫后病理确诊是子宫内膜癌诊断的"金标准"，一旦确诊，应尽快就医规范治疗。子宫内膜癌主要治疗手段是手术，另外辅助以化疗、放疗及激素治疗，现在，随着医学的发展，还有靶向及免疫治疗。如果患者基础疾病多且重，不适合手术的话，可以选择放疗和药物治疗。不是每一位患者都需要经历上述的所有治疗手段，早期内膜癌患者手术后不需要其他辅助治疗，规律随访即可。故而，患癌并不可怕，早发现、早诊断、早期规范治疗极其重要。

专家简介

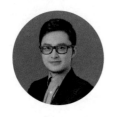

李政

北京大学肿瘤医院云南医院 云南省肿瘤医院 昆明医科大学第三附属医院医学博士，博士后，副教授，博士研究生导师。

社会任职：

中国抗癌协会子宫体肿瘤专业委员会 常务委员

中华医学会妇科肿瘤学分会青年学组 成员

云南省中青年学术和技术带头人、云南省"万人计划"青年拔尖人才、云南省医学学科带头人，主持国家自然科学基金 3 项，其他国家级项目 2 项，省级重点项目 1 项，面上项目 3 项，在《柳叶刀·肿瘤学》(*Lancet Oncology*)、《肿瘤学年鉴》(*Annals of Oncology*)、《电子生物医学》(*EBioMedicine*) 等期刊发表 SCI 论文 10 余篇。

5

乳腺癌篇

抗癌十七载，她从"溺水者"到"乘风破浪的姐姐"

编前按

　　李女士抗癌 17 年，她从来都不是一个人在战斗，有陌生大姐的开导，有家人和亲朋的支持，更有医生和护士的帮助。她一步一步从个人的小世界走出来，毅然地走进癌友的大世界，希望尽自己一份力量，也影响和汇聚身边的力量，帮助更多深陷泥沼的病友。

一、突如其来晴天霹雳

　　2007 年 4 月 26 日，当医生说我患了乳腺癌的那一刻，仿佛遭受了晴天霹雳。恐惧、无助、怀疑、害怕、欲哭无泪的情绪涌上心头。我不明白，我才 39 岁，擅长很多体育项目，跑步、打球、游泳，在单位被称为"李铁人"，怎么可能患癌？在那个年代，癌症是可怕的疾病，要经历手术、化疗、放疗，可能面临胸脯塌陷、乳房缺失、头发掉光，等等，这对一个女人来说，是如何的悲哀和悲惨！我觉得痛不欲生。爱人会不会抛弃我？要强的我未来该如何生活？还怎么游泳，怎么穿上我最爱的旗袍走秀？一度，我在医院的走廊上徘徊，挣扎在生死的边缘。

二、命运的岔路口，选择勇往直前

叛逆期的儿子痛哭着求我不要死，说以后一定听我的话；爱人说："灵魂的共鸣比身体更重要，我会永远不离不弃"；作为外科医生的父亲告诉我，他做的乳腺切除手术的患者活了 30 多年；来看望我的嫂子们说她们的朋友中谁是鼻咽癌，谁是乳腺癌，谁又是肺癌，但都好好地活着；一位大姐说她两年前也患了乳腺癌，但只要积极乐观地配合治疗，就会和她一样好起来，回到工作和社会中……这些话语给了我莫大的安慰和鼓励。

榜样的力量无穷大！我仿佛是溺水的人抓到了救生圈，绝望中看到了一丝希望。为了年迈的父母，为了年少的儿子和远方的军人丈夫，我也要勇敢地活下去。

身边人的鼓舞和安慰，一点一点为我积蓄起了勇气和力量。这力量鼓舞了我，我开始积极配合，边治疗边工作，工作上的成绩斐然，荣誉不断，被评为优秀党员，受到全国妇联表彰。

患癌，是我遭受的最不幸的事，而健康地活着并帮助到他人，是我感到最幸运的事。曾有人说："当你埋怨鞋子不好穿时，而有的人还没有脚。"还有人说："除了生死，一切都是皮外伤。"我说："与其在风雨中躲避，不如在雷电中起舞！"

康复后，我比生病前更健康强壮。我可以在两小时内跑完半程马拉松，一口气游泳 2 千米，可以穿着漂亮的旗袍去比赛，还可以开车日行千里，带着公婆爸妈四位"80 后"（注：80 岁及以上的老人）游走于祖国的大好河山。我可以做任何年龄女性可以做的事，朋友笑称我"李铁人"外加"打不死的小强"。他们问："整天精力这么旺盛，比健康人还精神，是打鸡血还是吃人参啊？"我说："都不是，是癌症让我醍醐灌顶，让我更热爱生活，更珍惜当下的时光和身边的人，癌症让我改变不良的生活方式和性格，让我积极乐观地对待生活中的酸甜苦辣，凤凰涅槃，浴火重生"。

三、抗癌多年，被病友称为"救生圈"

病后第三年，我开始受到媒体关注。电视台健康频道拍摄了我的45分钟专题片《抗癌英雄李云玲》。我不是什么英雄，只想借此传递面对疾病的积极乐观心态——我们可以被治愈，可以好好地活下去。我对病友说："你的今天就是我的昨天，我的今天就是你的明天，坚持就是胜利，胜利属于我们。"电视台报道的标题是《抗癌多年，她被病友称为救生圈》，原来我已经不再是"溺水者"，已经变成了可以帮助他人的"救生圈"。

我的主治医师说："从共情心的角度来看，你的一次亲身讲述，对患者的鼓励要胜过我们的千言万语。"在治疗过程中，我慢慢地从一个被鼓励的弱者变成了鼓励他人的强者。我感到一种责任感和使命感，从此成了医院的常客，经常鼓励同病相怜的姐妹们，并用自己的亲身经历开导病房里的姐妹们："我们同病相怜，我们携手抗癌。"短短两句话就看到他们的眼神从绝望到明亮，精神从萎靡不振到慢慢复苏。医生和来探望的患者家属都很好奇，原来癌症病房里也可以传出朗朗的笑声。

为了更好地与病友沟通，我报考了心理咨询师；为了在讲课中更好地回答"吃什么"的问题，我又取得了营养师、健康管理师资格证；为了科学合理地抗癌，我还跟着中医老师学习中医。十几年来，我不仅在云南省肿瘤医院乳腺科宣传抗癌知识，还在全国各地、企事业单位进行健康宣传，不惜把自己当作"前车之鉴"，苦口婆心地告诉大家：早预防、早发现、早诊断、早治疗非常重要，防患于未然非常重要；癌症不等于死亡，癌症是可防、可治的，一定要乐观积极地配合医生治疗，把身体放心交给医生，同时保证合理的饮食和保持好心情。

四、康复鲲鹏相鼓励，乘风破浪九万里

我所在的康复组织成立了30余年，有1万多会员，18个活动站团队。为了更好地帮助别人，我加入了组织，10多年如一日持续地开导鼓励患者和指导家属积极配合，打造充满人文关怀的康复环境。

在康复组织的大力支持下，由乳腺癌姐妹组成的、我参与负责的"鲲鹏龙舟队"，被多家新闻媒体积极报道并宣传后，我们这支队伍被网友们亲切地称为"乘风破浪的姐姐们"。中央电视台也做了专题采访，并称我们是"真正乘风破浪的姐姐们"，媒体的记者说，"年过半百的患病阿姨如此勇敢，年轻人没有理由躺平"……运动爱好可以让人忘记烦恼，所以我选择划龙舟、舞彩龙、练八段锦，去旅游去看祖国大好河山，去与大自然对话。另外，我不断学习、考证，充实自己的同时也运用学到的知识帮助别人，投身到公益活动中寻找到自己的价值。

乐观心态对身体很重要。长期抑郁、焦虑、愤怒等不良情绪可降低免疫功能，因此我们都应该做一个"乐天派"，始终保持积极向上、向善的生活态度。同时规律作息、充足睡眠、适当运动等都是保证健康的基础。

癌症没有打垮我，只要心理强大，一切都有希望。癌症反而让我知道了自己的价值所在和未来的使命，更知道了健康的重要和活着的意义。宠辱不惊淡定从容，笑看庭前花开花落云卷云舒。爱出者爱返，福往者福来！

 专家科普

世界卫生组织国际癌症研究机构（IARC）发布的2024年全球最新癌症负担数据显示：乳腺癌2022年新发病例数高达230万，发病率逐年升

高，目前乳腺癌全球新发病例数已经超过肺癌，成为全球第一大癌。我国每年乳腺癌新增患者约为35.72万例，位居女性恶性肿瘤发生率的第二位，患病率和病死率均位列女性恶性肿瘤前10位。乳腺癌已成为威胁女性健康的头号杀手，和其他疾病不同，乳腺癌还是一种具有强烈性别特征的疾病。这使得患者的疼痛不仅来源于身体层面，更来源于心理、社会等维度。

对于大多数癌症患者来说，若想提高治愈率，最主要的就是早发现！在中国，导致乳腺癌的几大流行病学因素：一是遗传，有相当一部分人的乳腺癌是遗传性的，只是没有被提前检测出来；二是不良的生活习惯，如缺乏运动、熬夜等。而35岁后才生育第一胎、滥用雌性激素等，也都与之有关联。人们可以针对这些致乳腺癌的发病因素进行预防，比如，第一胎争取在35岁之前生、坚持母乳喂养、保持每周150分钟的体育运动、一生中至少做一次遗传检测等，这些都非常重要。

专家简介

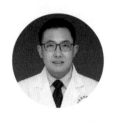

王佶

北京大学肿瘤医院云南医院 云南省肿瘤医院 昆明医科大学第三附属医院乳腺外三科主治医师，云南省肿瘤诊疗质量控制中心乳腺癌基层诊疗质控指导专家，国家慢病健康管理－癌症筛查与早诊培训项目云南站培训教师。

获云南省科技厅科学技术进步奖三等奖一项，参与云南省级自然科学基金资助项目（项目编号：2014FZ010）人CXC型趋化因子配体16（CXCL16）在乳腺癌中的表达研究，参与云南省卫生科技厅联合专项基金项目（项目编号：2018NS0078）乳腺癌相关成纤维细胞外泌体miRNA临床相关性研究。

四年半的抗癌心路历程
——从恐惧、愤怒到勇敢、坚定

编前按

　　确诊晚期癌症，对任何人而言都是致命的打击，文中的主人公在家人的陪伴下，用坚强的意志及时调整心态，勇敢面对治疗的种种不适和病情的反复，找到了一条属于自己的康复之路。

突遇癌症，艰难面对

　　2020 年 1 月，我遇上了乳腺癌。拿着单位一年一次的体检报告，在省级专科医院乳腺科挂了号，医生触诊完表情严肃地说："住院检查吧，情况不是很好。"并马上安排了我做超声、钼钯、增强核磁共振、增强 CT 检查，紧接着又做了病理穿刺。我在做这一切的时候，内心一直有个声音：不会是癌，不可能是癌，放心。可是，我最终被诊断为左乳浸润性癌 cT2N1M1 Ⅳ期，是晚期乳腺癌。从听到这个消息的那一刻起，我整个人完全蒙了，这不可能啊！每年体检都是好的，我也没有一丁点儿症状，怎么会是癌症，怎么还是晚期癌症？这会不会只是一场梦？回家的路上，车水马龙与我无关，我只是迷迷糊糊地游荡着。

梦醒时分，积极治疗

由于是乳腺癌晚期，并且我的肝脏有病灶，这时全身治疗比局部手术更加迫切。上了第 1 周期的化疗方案后，我才晃过神思考为什么。为什么是我？为什么没有早些发现？为什么总是加班熬夜？自责，觉得是自己以往的行为导致了癌症，认为生病是自己的错；悔恨，早知道就应该早睡早起，就应该更豁达一点，就应该……愤怒，感到非常不公平，为什么偏偏是我生病，为什么偏偏是我得了癌症！一确诊便是肿瘤晚期这件事情一直困扰着我，没日没夜地搜索"晚期乳腺癌患者能活多久"，可惜没有标准答案。确诊晚期乳腺癌，否认、愤怒、恐惧，五味杂陈地走来，我似乎在某一瞬间突然醒悟，这是对生的渴望，也是需要走好当下每一步、积极治疗的意义所在。

注重调节，坚定抗癌

想明白了生与死，我又是那个随遇而安、不怕困难的我了。第一次化疗结束，我当晚便开始恶心呕吐、剧烈头痛，持续 5 小时左右才开始好转。一好转，我便随手吃半个苹果，昏昏沉沉就睡了。早上 6 点醒来感觉"复活"了，打扫完卫生后继续到医院进行第二天的输液。化疗 20 天后头发大把大把地掉，我便索性剃光了头发，戴上假发。我还努力上班工作转移注意力，让自己忙一点，把时间填得满一点，就这样一步一步扛过来了。

学会沟通，接受被爱

生病遇上疫情，虽然住院化疗变得更难，但也是我蛮幸福的一段日子。儿子因为疫情无法返校，没想到一待就是 5 个月，一直陪我到第 6 次化疗。这段时间，一家人时刻陪伴在我身边，在我恶心没胃口时拉着我散步，教我看报告，帮我整理检查结果，全家人还一起解锁厨房技能。一家人其乐融融、温馨动人的生活时时抚慰我因为生病而不时激荡起伏的内心，渐渐地我的心情平静下来，意识到患癌已是无法避免的事实，面对未知的明天最好的方式就是坦然迎接，活在当下，给养我的人养老，把我养的人养大。

学会坚强、勇敢面对

治疗过程总的来说一波三折。一开始，我进行了 8 次化疗，在 2020 年 6 月 26 日第 8 次治疗结束后继续进行 21 天一次的双药靶向治疗，在这个过程中我肝脏病灶逐渐模糊，但乳房病灶有缓慢增大的趋势。2021 年 3 月，经肝动脉做了微球栓塞介入术，解决了肝脏的问题，但乳房病灶在这时候被评估确定为增大，所以在完成了 17 次的双靶治疗后，紧接着就开始了二线治疗。2021 年 4 月初，我开始口服马来酸吡咯替尼，尽管因此我经历了整个治疗过程中最为严重的不良反应：重度腹泻，严重到三次住院治疗。但是一想到服药期间经评估治疗有效，我就充满了信心，咬牙坚持了下来。终于，医生说肝转移控制得较好，可以做左乳改良根治手术了。2021 年 6 月中旬，我做了左乳手术，术后病理显示肿瘤细胞坏死，治疗效果肯定。一年半以后例行复查，颅脑磁共振成像新发现右侧额叶占位性病变，考虑脑转移，我毫不犹豫，遵医嘱于 2023 年 1 月做了 5 次立体定向放疗，所幸复查显示病灶一直在缩小，脑转移控制住了，病情稳定了。

经历生死，重启人生

从确诊晚期乳腺癌，到控制住肝脏转移灶，切除乳房，再到发现脑转移，控制脑转移，一路走来历尽艰辛，我心中始终坚定"一切都会好起来"的信念，不放弃、不气馁，遇到问题就解决问题，不彷徨犹豫，不纠结等待，相信困难就是用来解决的。

近 4 年的抗癌心路历程，我还算乐观豁达，积极配合治疗，保持良好心态，适量运动，充足睡眠，合理饮食，不轻视也不过分强调生病这件事，把上医院治疗和复查当成跟吃饭和上班一样的平常事。有时我想，人终归要经历生老病死，我在中年体力尚可时与疾病迎面相遇，让我有了机会认真思考反省，审视人生的舍与得，更加珍惜和感恩，这何尝不是一种幸运呢。

我的故事讲到这儿暂告一段落，但我生命之旅的脚步并没有停止，抗癌这条路，没有退路，唯有前行！

专家科普

晚期乳腺癌患者的治疗方法有哪些？

晚期乳腺癌患者治疗方案的制定通常需要多学科团队的合作，包括肿瘤科医生、外科医生、放射科医生、病理学专家等。医生应与患者及其家属充分沟通，介绍各种治疗方式的风险和益处，以制定最适合患者的个性化治疗方案。

1. 内分泌治疗（激素治疗）

适用范围：激素受体阳性的乳腺癌患者。

常见药物：他莫昔芬、芳香化酶抑制剂（如阿那曲唑、来曲唑等）、促性腺激素释放激素（GnRH）激动剂等。

作用：抑制体内雌激素的作用或减少其产生，从而减缓或阻止癌细胞的生长。

2. 靶向治疗

适用范围：有特定基因突变或蛋白表达的乳腺癌患者，如 HER2 阳性乳腺癌患者。

常见药物：曲妥珠单抗、帕妥珠单抗、拉帕替尼等。

作用：通过针对特定分子靶点来阻止癌细胞的生长和扩散。

3. 化疗

适用范围：各种类型的乳腺癌患者，特别是对内分泌治疗或靶向治疗无效的患者。

常见药物：紫杉醇、多柔比星、环磷酰胺、卡铂等。

作用：杀死快速分裂的癌细胞，但也会影响正常细胞，导致不良反应。

4. 放疗

适用范围：希望控制特定部位肿瘤或转移病灶的患者，可缓解症状或减少复发风险。

常见形式：外部放射治疗、立体定向放射治疗等。

作用：使用高能射线杀死癌细胞或缩小肿瘤。

5. 免疫治疗

适用范围：三阴性乳腺癌（无雌激素受体、无孕激素受体、无 HER2 表达）的患者。

常见药物：免疫检查点抑制剂（如 PD-1/PD-L1 抑制剂）。

作用：激活患者的免疫系统来识别和攻击癌细胞。

6. 手术

适用范围：希望行减瘤手术或控制局部症状的患者，通常在其他治疗后进行。

类型：乳房切除术、局部肿瘤切除术等。

7. 姑息治疗

适用范围：希望缓解症状和提高生活质量的患者，适用于所有阶段的乳腺癌患者。

措施：疼痛管理、营养支持、心理支持等。

专家简介

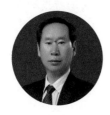

刘德权

云南省肿瘤医院 昆明医科大学第三附属医院 云南省癌症中心乳腺外一科科主任，医学博士，主任医师，博士研究生导师。

社会任职：

国家肿瘤质控中心乳腺癌专业委员会 委员

中国抗癌协会肿瘤整形专业委员会 委员

中国研究型医院学会乳腺专业委员会 常委

云南省肿瘤诊疗质控中心乳腺癌诊疗质控专家委员会 主任委员

云南省抗癌协会乳腺癌专业委员会 主任委员

云南省医学会肿瘤学分会乳腺癌专业学组 组长

云南省医师协会乳腺癌专业委员会 副主任委员

云南省整形美容协会乳房整形美容分会 副会长

她在乳腺癌阴影下追逐母亲梦

编前按

　　一位年仅22岁的年轻女孩，乳腺癌的确诊打破了她原有的平静生活，残酷的事实让她抗拒治疗，来自医护人员和家人的情感上的支持和帮助，让她不仅接纳了自己，也勇敢地接受了治疗。病情稳定后在医生指导下，她有了自己的宝宝。无论前方的路有多么艰难，都要勇敢地去面对，医患携手在乳腺癌的诊疗旅程中创造奇迹。

　　小美，一位年仅22岁的年轻女孩，充满了活力与朝气。她性格开朗活泼，总是能给人带来无尽的欢笑和正能量，她的笑容如阳光般温暖，总能照亮人们的心灵。然而，在2017年，小美的生活出现了戏剧性的转变，她发现右乳腺上有一个肿物，并在医院进行了肿块切除手术。然而术后的病理结果打破了原有的美好平静，小美被确诊为右乳癌。得知自己患上乳腺癌的那一刻，她感觉自己仿佛跌入了一个无尽的深渊。原本活泼开朗、充满活力和正能量的她，突然间必须面对生死的严峻考验，这种转变无疑是巨大的。

　　面对这突如其来的命运挑战，小美最初的反应是抗拒治疗。她无法接受年纪轻轻就要面对这样残酷的考验，觉得这是对她人生的极大不公。因此，在肿块切除术后，她并未按照医嘱继续接受乳腺癌的常规治疗。然而她的抗拒并不能改变已经发生的事实，反而使她的病情进一步恶化。半年后，她的术区局部出现了复发。

在这个关键时刻，小美需要的不仅是医生的治疗和药物的支持，更需要的是心理层面的关爱和帮助，她需要有人能够理解她的痛苦和无助，有人能够陪伴她度过这段艰难的时光。在小美母亲的劝说下，小美于2017年8月首次到我们科室就诊。

作为一名医生，面对像小美这样的患者，我们的职责不仅是提供治疗，更重要的是给予患者情感上的支持和安慰。我们从她的眼神中看到了恐惧及对治疗的迷茫，于是通过温和的语气、关切的眼神来传递对她的关心和支持。同时，用专业知识为她提供治疗建议，让她了解自己的病情和治疗方案，从而增强她的信心和勇气，并鼓励她参与治疗过程。我们用耐心和同理心去倾听她的心声，让她感受到温暖和关怀。在这个过程中，我们也积极与小美的母亲沟通小美的病情和治疗方案，并叮嘱她持续给予小美关爱和支持，同时，向小美其他家属传授一些心理支持和安慰的技巧，让他们能在家中更好地陪伴小美度过这段艰难的时光。

令人感到欣慰的是，小美不仅接纳了自己，而且勇敢地接受了治疗。在医生的鼓励和家人的支持下，小美开始了与乳腺癌抗争的旅程。手术、化疗、放疗……每一步都充满了艰辛和痛苦。因为小美是年轻乳腺癌患者，在抗肿瘤治疗期间我们还进行了卵巢保护，一定程度上保留了她的生育能力。

幸运的是，经过近一年的治疗，小美的病情得到了控制。后续的治疗为内分泌维持治疗及定期复查。2020年，小美结婚了，她希望有一个自己的宝宝。

在咨询了多位医生和专家的意见后，小美决定停药半年后先尝试自然怀孕。虽然这个过程充满了未知和困难，但也让她无比期待。终于，在经历了无数次的尝试和等待后，小美迎来了自己的小宝宝。当她看到宝宝的那一刻，所有的痛苦和困难都烟消云散了，小美觉得这一切都是值得的。

乳腺癌，这个看似冷酷无情的病魔，曾让很多人陷入深深的恐惧与不安。但请相信，它并不是患者生命的终点，而是重新认识和珍惜生命的起点。年轻的患者面对乳腺癌，可能拥有更多的期待，如结婚、生子。我要告诉大家，患乳腺癌并不等于不能结婚、生子。虽然治疗过程可能会带来一些身体上的变化和挑战，但现代医学的发展已经为我们提供了更多的可能性。在医生的指导下，积极治疗、调整心态、保持良好的生活习惯，乳腺癌患者完全有可能实现自己的婚姻和生育梦想。

专家科普

一、给年轻早期乳腺癌患者怀孕的时机建议

1. 辅助化疗结束 2～3 年可以考虑怀孕。

2. 需要辅助内分泌治疗的患者，5 年后可以考虑怀孕。在受孕前 3 个月，停止内分泌治疗，直到生育、哺乳结束后，再继续未完成的内分泌治疗。

3. 乳腺癌原位癌患者结束手术和放疗后可以考虑怀孕。

4. 为了避免抗肿瘤治疗对胎儿健康的风险，一般需要抗肿瘤治疗结束＞6 个月再考虑怀孕。

5. 具体的怀孕时间都需完善相关检查后，在专科医生的指导下进行。

二、保护生育功能方法有哪些？

乳腺癌的治疗确实会对患者的身体和生育能力产生一定的影响，但这并不意味着患者生育的梦想就无法实现。常见保护生育功能的方法有：卵子冷冻、胚胎冷冻、卵巢组织冷冻、化疗前和化疗过程中给予 GnRHa（促性腺激素释放激素激动剂）进行卵巢抑制保护。

专家简介

王佶

见 P152

从绝望到希望：沐心的癌症抗争记

编前按

　　两年前沐心被确诊为乳腺癌，经历了一次劫难，但同时迎来了一次审视自我、重生的机会，抗癌路上她走了许多弯路，但最终下定决心规范治疗。在患病两年的时间里，她的每一步都与死亡擦肩而过，也在这每一次与死亡擦肩而过的间歇，生出了向死而生的勇气，找到了新的使命，并用自己的力量去帮助更需要帮助的人，她坚信磨难的背后一定有人生的礼物！

　　我是沐心，一名晚期乳腺癌患者，目前癌细胞已多处转移，正在接受化疗、靶向治疗和中药的综合治疗。虽然病情不容乐观，但我仍然积极地配合着治疗。感谢医生和护士提供的精确治疗和帮助，他们从未放弃我，让我得以实现带瘤生存至今，与癌症和平相处。

　　福祸同行，癌症是我的劫难，但同时也给了我重生的机会。在这近两年的时间里，我见证了人间百态，也领悟到了无论花多少钱或读多少书都无法领悟的道理。如果您感兴趣，我愿意与您分享我的感受。

　　患癌之前，我是一名传统文化书院的主理人，教习《易经》，学生遍布全国各地，事业虽算不上特别成功，但也算小有名气，用我的所学向他人提供帮助，也在帮助别人的过程中，成就了自己，如果没有出现这次疾病，我本应该在这条道路上继续前行下去。

　　但是，命运总是出人意料。2022 年 6 月，我在一次检查中被诊断出乳腺癌。在得知自己得癌症的那一刻，我没有像别人那样，恐惧害怕，竟然出奇的平静。就在得知病情的那天晚上，我还参加了朋友的聚会。现在想来，人在经历大的变故的时候，可能是不会出现像电视剧情节般哭天抹泪，或是因接受不了而晕倒的情况，更多的或许是像我一样，需要慢慢接受、慢慢适应，但是，我接受和适应的过程用了接近 16 个月……在这个过程中，曾经一度认为自己不畏惧死亡，甚至可以直面它。如今想来，最初的那份无所畏惧，更多是对乳腺癌的回避和心存侥幸。

　　我是一个很执拗的人，曾为了满头秀发，坚决不做化疗；也为了美，在保乳和保命之间，选择了保乳；更为了在面对他人时保持自信，这期间我只是自己去找医生。所有在知道我生病后想要来帮助我、给我建议的人，都被我拒之门外。我不相信任何大师、偏方或保健品，只相信自己。我遍访中医，尝试各种自然疗法，那时，我觉得癌细胞也是身体的一部分，甚至单凭自己的意愿希望与它和解、和平共处。但结果却并不如我所预想的那样，打破幻想的是一次癌性疼痛，那是一种无法用语言来形容的疼痛。在那次突如其来的彻骨疼痛中，我感到自己都快撑不住了，都说疼痛是觉醒的捷径，的确，我终于开始反思。那一刻，我的脑海里浮现出一句话：我不怕死，但是怕疼死！我开始认真地重新审视死亡这件事。死亡对于癌症患者来说，并不是一闭眼、一蹬腿那么简单的事！我还想到了我的孩子，她才 12 岁，我把她带到这个世界，还有很多事情我希望能带她一起做，如果我就这样走了，会给她的成长带来多大的伤害？

　　不！不能这样！于是我坚定了信念：作为母亲，我要给我的女儿做榜样！给她母爱、给她勇气。既然我连死亡都不怕，为什么不争取好好活着呢！我必须好好寻求治疗的方法。

　　于是，下定决心的我重新回到省肿瘤医院，主动要求接受规范治疗。

自初诊以来，由于之前的耽误，我的病情已有所进展，针对目前的病情，我暂时没有了手术机会，只能接受全身化疗。我知道治疗过程必定困难重重，尽管如此，为了爱我的人和我爱的人，为了提高余生的生活质量，我坚定地选择积极配合和面对。

事情往往就是这样，当自己下定决心后，事情就变得顺畅了。在医院医护人员的协作下，从我做出决定到开始化疗，只用了两天时间，而这个本可以在两天内完成的动作，我竟然耽误了十几个月。很多人说我耽误了病情，我承认，确实如此。但是，如果不经历这一圈，或许我也不会如此坚决地配合治疗，所以，人生，每一步都算数。

化疗开始后，不良反应如期而至，我经历了几乎所有可能出现的不良反应。我再次觉得自己快要坚持不下去了，甚至将保险和银行卡密码都交代给了亲人。即使化疗带来的不良反应如此之大，我宁愿死于化疗，也不愿死于癌症。

这时，一位学习中医食疗的朋友对我说，你这样是不行的。化疗是目前抑制病情的有效方法，但如果身体承受不住，再好的治疗也无法持续！你应该先通过中医"扶正"，再通过合理营养来配合完成整个化疗周期。于是，我又重新振作起来。

在接下来的日子里，我开始用中医辅助西医治疗，配合营养食疗，并引入动静平衡的运动疗法，将这些整合起来，构成了一整套涵盖"心、吃、睡、动"的抗癌生活方案，形成了一套疗愈之法。抗癌如同一场漫长的战役，"打仗"的事，交给医生，但我要负责做好大后方的"补给工作"。当然，我还要调整自己的心态，因为深知心态可以决定状态，状态能够决定体态。保持主动积极乐观，既能帮助自己，又能影响癌友。是的，我们不能决定生命的长度，但是我们可以扩展生命的广度和宽度。从一个人好好活着，到如今帮助更多的人活得更好，我自己的病情也在规律治疗中得到了很好的控制，获得了满意的治疗效果。

在患病近两年的时间里，我从完整到破碎，再从破碎回到完整，每一步都与死亡擦肩而过，也在这每一次与死亡擦肩而过的间歇，生出了向死而生的勇气，我再次找到了新的使命，那就是在这个过程中去帮助那些更需要帮助的人。

如果您看到了这里，我非常感激，也祝福您，如果您也正处于低谷，经历着身体的挑战和生活的被迫调整，那么，我还想送您一段我特别喜欢的话：世人只知道凤凰可以重生，却忽略了它在烈火炼狱中挣扎的环节。所有大彻大悟的人，都曾无药可救过。磨难背后一定就是礼物！

未来，让我们一起加油！向死而生，面对重生之门，我们永不言弃！

一、乳腺癌高风险人群有哪些？

符合下列 1、2、3 任意条件的女性为乳腺癌高风险人群：

1. 有遗传家族史，即具备以下任意一项者：

（1）一级亲属有乳腺癌或卵巢癌史；

（2）二级亲属 50 岁前，患乳腺癌 2 位及以上；

（3）二级亲属 50 岁前，患卵巢癌 2 位及以上；

（4）至少 1 位一级亲属携带已知 BRCA1/BRCA2 基因致病性遗传突变，或自身携带 BRCA1/BRCA2 基因致病性遗传突变。

2. 具备以下任意一项者：

（1）月经初潮年龄 ≤ 12 岁；

（2）绝经年龄 ≥ 55 岁；

（3）有乳腺活检史或乳腺良性疾病手术史，或病理证实的乳腺（小叶或导管）不典型增生病史；

（4）使用"雌孕激素联合"的激素替代治疗不少于半年；

（5）45 岁后乳腺 X 线检查提示乳腺实质（或乳房密度）类型为不均匀致密型或致密型。

3.具备以下任意两项者：

（1）无哺乳史或哺乳时间＜4 个月；

（2）无活产史（含从未生育、流产、死胎）或初次活产年龄≥30 岁；

（3）仅使用"雌激素"的激素替代治疗不少于半年；

（4）流产（含自然流产和人工流产）≥2 次。

二、如何做乳腺癌筛查

一般人群

20～39 岁：虽然指南不推荐对该年龄段人群进行筛查，但随着乳腺癌年轻化趋势，建议每年进行 1 次超声检查。

40～70 岁：推荐每 1～2 年进行 1 次乳腺 X 线检查。对致密性乳腺（乳腺 X 线检查提示腺体为 c 型或 d 型）推荐与 B 超检查联合。

70 岁及以上：筛查频度推荐每 1～2 年进行 1 次乳腺 X 线检查。

高风险人群

每年应进行 1 次乳腺超声联合乳腺 X 线检查。

对于不具备乳腺 X 线检查条件地区的人群，宜选择乳腺超声进行检查。

对于检测为 BRCA1/BRCA2 突变携带者，宜使用乳腺超声联合乳腺 X 线检查进行检查后，加用乳腺核磁检查。

专家简介

王佶

见 P152

挣脱沉 "肿" 的枷锁

编前按

淋巴水肿是淋巴液回流障碍而滞留在组织中引起的水肿。根据世界卫生组织统计，淋巴水肿在致残类疾病中居第 2 位，在全球范围内淋巴水肿患者约达 2.7 亿，而我国淋巴水肿患者的患病率仍在逐年攀升。淋巴水肿一般分为原发性和继发性两大类。原发性淋巴水肿是患者淋巴系统先天畸形所致，可能在患者出生时就存在，通常在青春期或妊娠期间发病。原发性外周淋巴水肿在女性中更易发病，并常累及下肢。继发性淋巴水肿更多的是癌症手术或放疗所致，乳房切除术或肿块切除术等手术移除了淋巴结和（或）辅助淋巴结，这是继发性淋巴水肿最常见的原因。下面我们来听听这位淋巴水肿患者的故事吧。

我叫李秀，是一名在 2014 年手术的乳腺癌患者，右乳全切并清扫了腋下淋巴，术后至今已经 10 年了。同时我也是一名术后伴有淋巴水肿的患者，淋巴水肿这一症状因为不影响生存率一直被我忽视着，等到严重水肿时，已经意味着我要和它终身抗争，它虽然不致命却真正地影响着我的生活质量。

我的淋巴水肿起源于一次搬家，当时我已术后 8 年了，生活基本回归正轨，自己清洗、晾晒、整理物品并装箱，很重的纸箱也帮着搬搬，当时还有些开心，觉得自己已经恢复如初。没想到几天后就明显感觉到患侧手臂有点沉重，但当时没有太在意，总觉得是不是手臂肌肉累着了，还去做了几次按摩，按摩完是觉得轻松的。甚至当右侧手臂日渐粗壮，我都以为是运动量不够导致的。直到有一天，突然发现右侧手臂非常酸胀、沉重，右前臂捏上去的时候还有些发硬，我才猛然想起医生的叮嘱："患肢要保护好，不能提重物，不能多干活儿啊！"遂去我们当地的乳腺科就诊，医生说不好处理。当时我觉得这不是危及生命的大问题，想着胳膊粗就粗点吧，只是再不敢穿好看的吊带裙，也不敢明晃晃地露出两条粗细不一的胳膊，甚至有一些袖口稍紧的上衣也不能穿了。以为这个问题不会对我造成什么影响，可是当它渗入生活中，开始变得烦躁抑郁，尤其这还是一道医生都认为无解的难题。原以为闯过了手术和最难熬的放化疗阶段就好了，没想到又迎来了淋巴水肿的"持久仗"。

就这样，手臂肿了 1 年多时，我回到了云南省肿瘤医院复查，在做完常规性检查之后，不死心的我把两条胳膊放上诊台："刘主任，您看我两条胳膊不一样……"刘主任看了以后，马上说："你这有可能是淋巴水肿，你去淋巴水肿护理门诊，那里有办法的。"我惴惴不安地来到了淋巴水肿护理门诊，医生通过我的检查结果和病史、症状确诊是淋巴水肿二期了，给我制定了综合的治疗方案：淋巴水肿手法引流和专门压力绷带包扎，其间还要配合皮肤护理及正确的功能锻炼。

每一次治疗后，我都能感受到舒缓和放松。专业的治疗师用轻柔而特殊的手法，沿着淋巴系统的走向为我进行按摩，以促进淋巴液的流动。就这样，坚持治疗 10 次后，我的患肢周径和自觉症状都明显改善。治疗师还教会我居家自我引流手法、锻炼方法，指导我选择合适的手臂套，并嘱咐我要长期规范地佩戴。在多方面共同努力下，现在我手臂的肿胀改善了很多，手臂的尺寸减少了，上肢的活动轻松了，能穿的衣服也多了，更主要是心情好了。

经历了这一场劫难，我可算是挣脱了沉"肿"的枷锁，有一点点心得想和大家分享。

（1）要保护好患肢，不能让患肢突然提重物，要注意日常行为习惯。

（2）坚持每天进行手法淋巴引流（听医生说，正常人上肢每天会生成30毫升左右的淋巴液，进行了腋窝淋巴结手术的患者就没有办法使这些淋巴液回到循环系统，需要每天坚持手法淋巴引流，不让其淤积，避免造成水肿）。

（3）遵医嘱，规范佩戴合适的手臂压力套。

（4）早发现、早治疗，有什么异常及时就医，不要想当然地乱来，不能等到影响患肢功能了才治疗，那就为时晚矣。

淋巴水肿与广义上的水肿不太一样，淋巴水肿是因为淋巴系统发育不良、炎症损害或者淋巴结受损、缺如，导致淋巴液回流受阻，淋巴液在功能异常的淋巴管远端或者受损、缺如淋巴结的远端漏入组织间，导致淋巴液淤积，最终形成的局部水肿。

综合消肿疗法（简称CDT）是治疗淋巴水肿最主要、最核心的治疗方法，也是目前国际上应用最广、疗效最为肯定的治疗方法。其中包括徒手淋巴引流、低弹力绷带包扎、功能锻炼和皮肤护理四个部分，分为治疗与居家维护两个阶段。那为什么是综合且需要汇集四种方式和技术去治疗淋巴水肿呢？因为单独某一种方法或者技术并不能很好地控制淋巴水肿。乳腺癌根治术后的淋巴水肿是不可痊愈但可控的。为什么不可痊愈？就是因为淋巴结不可再生，因为手术导致缺损的淋巴功能得不到修复，从而导致其无法痊愈。因此，上述四种方法或技术中，功能锻炼和皮肤护理是为了最大限度地减少液体负荷的情况，手法淋巴引流是尽可能地动员残存淋巴管的功能，压力治疗是限制肢体体积，压力治疗配合淋巴引流，两种治疗效果 1+1>2。

出现淋巴水肿的患者，如果没有特殊情况（如肿瘤复发、未处理肿瘤或一般情况较差无法耐受治疗），都可以接受综合消肿治疗。当然每个患者接受综合消肿治疗前还要通过评估，医生要制定适合每一位患者的个体化方案。此外，综合消肿治疗是淋巴水肿患者正规治疗的第一步，并贯穿所有治疗的始末。

专家简介

刘德权

见 P158

人生就像一盒巧克力，不确定性中有挑战与成长

编前按

"人生就像一盒巧克力，你永远不知道下一颗是什么味道。"这句名言来自电影《阿甘正传》，充满了对人生的隐喻和启示。丽丽是一名乳腺癌患者，确诊乳腺癌后进行了乳腺手术和化疗，在治疗过程中忽视了均衡营养、合理搭配的重要性，在术后一年多，查出了脂肪肝，后通过饮食和运动的积极调整，不仅在身体健康指标上取得了显著的进步，而且她的精神状态和生活质量也得到了显著的提升。

让我们一起来听听丽丽的故事。

肿瘤惊现，"乳"履薄冰

我叫丽丽，是一名乳腺癌患者，同时，我也是一名基层医院的工作人员。2022 年 5 月 10 日，一张乳腺超声造影报告的结果犹如晴天霹雳，顷刻间，击碎了我对生活的所有美好想象。震惊、恐惧、迷茫是我在那段时期经历最多的情绪。深思熟虑后，我决定接受它，并且勇敢面对它！

我果断地来到省级三甲肿瘤医院就诊，在乳腺外科进行了手术治疗。手术之后，我还进行了 6 次化疗。其间有很多不良反应，于是我就开始拼命地喝汤、吃肉……反而忽略了饮食也要注意均衡营养、合理搭配。结果

在术后一年多，我又被查出了脂肪肝。

营养治疗，不止"乳"此

复查后，医生便建议我去临床营养科进行咨询。营养师为我做了人体成分分析和系统的营养评估后，给我制订了非常详细的饮食计划和生活方式调整建议。回家后，我开始按照建议进行饮食搭配和运动。我改变了原来"只吃不运动"的静养思维，每天都严格按照营养师的饮食指导进行搭配，坚持每餐的粗粮及薯类占主食的一半，控制每天摄入的油脂在 30 克以内。每天早上，我都会练习八段锦，并且每天坚持慢跑 30 分钟。

在这半年里，我在朋友、家人的带动下，开始了解马拉松这项运动。参加马拉松，让我找到了生活的价值和意义。在迈开脚步的过程中，我几乎忘记了自己曾是个癌症患者。置身于人潮中与大家同场竞技，让我深刻地感受到自己与周围的健康人并无区别。经过半年坚持不懈的调整，我回到医院复测了身体指标，惊奇地发现自己的身体成分有了巨大变化，我的人体成分分析报告显示：内脏脂肪面积减少了 36.39 平方厘米，体脂肪减少了 5.8 千克，体脂率下降了 9.48%，骨骼肌增加了 3.34 千克，基础代谢率也提高了很多。

同时，我也在不断改进饮食计划、运动锻炼、睡眠时间，等等，我希望在持续地坚持和努力过后会有更多新的收获。我也相信，只要自己不放弃，积极听取医生和营养师的建议，主动学习成功案例，珍惜当下快乐时光，就一定能战胜这个命运的挑战，成为自己生命的主宰者，成为幸福生活的修行者。

中华预防医学会妇女保健分会发布的《中国乳腺癌患者生活方式指南》针对乳腺癌患者在无病生存期和疾病稳定期的长期生存问题，提出了对乳腺癌患者日常生活的建议。乳腺癌患者在治疗结束后，应尽量保持体重达到正常范围（即体重指数为 18.5～23.9 千克／平方米），或者按照《中国成人超重或肥胖症预防控制指南》达到正常体重标准，对于已经超重和肥胖的乳腺癌患者来说，推荐降低膳食能量摄入，也可以选择个体化的运动减重指导。合理营养和膳食很重要，食物摄入与生活方式有协同作用，据研究显示，每天摄入 5 份蔬菜水果（每份相当于 150 克）、每周 6 天坚持步行 30 分钟以上的乳腺癌患者生存率更高，而其中单独一项并没有明显的提高生存率的作用。

上述患者的故事深刻诠释了合理膳食和生活方式改变的力量。她通过对饮食和运动的积极调整，不仅在身体健康指标上取得了显著的进步，而且她的精神状态和生活质量也得到了显著的提升。她的坚持和努力，激励我们即使面对生命中的重大挑战，我们也有能力掌控自己的命运，是我们所有人在逆境中寻找希望和力量的灵感来源。

专家简介

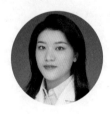

陈惠琳

硕士（在读）。

北京大学肿瘤医院云南医院临床营养科营养师。主要从事肿瘤营养治疗及基础研究，擅长肿瘤患者全程营养管理、加速康复外科（ERAS）的营养治疗。

社会任职：

云南省抗癌协会肿瘤营养专业委员会加速康复外科（ERAS）学组 秘书、组员

云南省优生优育妇幼保健协会第二届营养专业委员会 委员

云南省心理咨询师协会职业心理健康专业委员会 委员

周岚

见 P33

十年坚强抗癌路，医者情深伴我行

编前按

　　77 岁的黄美珍女士，尽管头发花白，气色却异常好，让人难以想象她竟是一位与晚期乳腺癌抗争了 10 年的患者！当初发现病情时，癌症尚属早期，她接受了乳腺癌改良根治术，成为一位"残缺的天使"。术后，她接受了足周期足剂量的放化疗及内分泌治疗，这让她在近 7 年的时间里能够暂时逃离癌症的困扰。然而，2022 年疾病复发，胸腔积液的折磨让她呼吸困难，稍动即喘，化疗引起的恶心、呕吐严重影响了她的生活质量。通过胸腔积液引流以及健脾和胃、利水平喘的中药内服，再配合将科室自制中药贴敷在脾经、胃经、肺经上的腧穴来健脾益气，配合中药塌渍抑制胸腔积液的生成，最终黄女士的胸腔积液得到了明显控制，体质改善了，精神状态也有所好转，对后续的抗肿瘤治疗也更加耐受。

　　尽管疾病不可避免地进展为晚期，但在医护人员、患者及家属的共同努力下，通过中西医协同治疗，她的肿瘤得到了有效控制，目前仍在积极抗肿瘤治疗过程中。

　　我叫黄美珍，今年 77 岁，曾经是一名汽车喷漆女工。在工作中我总是风风火火，但由于长期接触油漆，我不幸患上了职业性苯中毒，在 45 岁那年被迫离开了心爱的工作岗位，退休在家。原本以为可以安心在家照顾家人，回归家庭，然而"乳腺癌"却无情地打破了这份宁静。

　　2013 年底，我无意中触摸到右乳下方有个"黄豆"大小的肿块，起初因为肿块不痛不痒，并未在意。到了 2014 年 1 月，我发现肿块逐渐增大，在家人的劝说下，直到 3 月我才来到省肿瘤医院。经过各项检查，我被确诊为乳腺癌。

面对医院的检查报告，我内心充满了恐惧，大脑一片空白，双眼模糊，感觉天都快塌下来了。想到一个美满幸福的家庭将被突如其来的癌症压垮，我的心情糟糕透了。回到家里，我将这个噩耗告知了家人，在他们的关怀和鼓励下，我决定积极面对病魔，前往乳腺科治疗癌症。起初，我对病情的了解很肤浅，以为不过是个小肿块，但医生仔细分析后告诉我，肿块虽然不算大，但考虑有可能腋窝淋巴结转移，必须做手术。听到"手术"二字，我非常紧张，心跳加快，血压升高，但在医生的帮助下，我的心跳和血压得到了控制。

手术时，医生告诉我，在手术台上会先把"蚕豆"大的东西取出来做病检，如果是良性的就缝合，如果是恶性的就考虑切除整个乳房。我在焦急等待中祈祷上天保佑我，但结果却是恶性肿瘤，这让我再次遭受了晴天霹雳般的打击。

庆幸的是，我的家人给了我无微不至的呵护和陪伴。我接受了医生的建议，积极配合医生做了全面清除手术，将淋巴结也一并清扫干净了。我克服重重难关，坦然面对了后续治疗，先后接受了 6 次化疗，25 次放射治疗，在医生和家人的开导与鼓励下，我最终完成了全部治疗。由于放化疗导致我的免疫力极度低下，又患上了带状疱疹。在医生用心的治疗下，在家人、朋友的关心和不懈支持下，我终于战胜了病魔，身体逐渐恢复，看到了希望，感到我和癌症的战斗，我——胜利了！

2022 年体检时，我被查出胸腔积液。结合我的病史，医生怀疑是乳腺癌肺转移、淋巴结转移。看着医院的报告，我的内心再次陷入绝望，痛苦至极。我找到了之前手术的乳腺科主任商量，他给我推荐了几个科室，最终我选择了中西医结合科。

第一次见到我的主治医生金晓炜时，金医生全面分析了我的病情，确诊为癌症晚期。我心里非常难过，不禁自问：我已经 70 多岁了，面对这么多部位的转移，我还有救吗？我还能经受得住放化疗的考验吗？但想到我的家人，特别是孙子的陪伴，我不舍得离开这个幸福的家庭，不能退缩，必须再次面对现实。

金医生一直鼓励我、开导我，及时给了我信心和坚持下去的勇气。我再次接受了 6 次化疗，同时配合中药内服调节免疫功能。经过中西医结合治疗，化疗带来的不良反应确实减轻了不少。

我本以为可以稍微放松警惕，然而命运却再次给了我沉重一击。2023年，我感到右上腹闷胀不适，到医院复查发现肝转移。我再次来到中西医结合科，继续接受化疗配合中药的治疗。

生病后，我就加入了癌症康复协会，积极与病友沟通交流，并每周参加协会组织的唱歌、跳舞、表演活动。而且无论刮风下雨，我每天早晨都会和老伴一起在小区散步，呼吸新鲜空气。现在我的肺积水减少了、肝转移也得到了控制，身体各方面机能都有所改善。

专家科普

乳腺癌作为全球女性中最常见的恶性肿瘤，其治疗和研究进展在过去 10 年中取得了显著成果，乳腺癌患者的生存情况和生活质量也因新型药物的引入而得到改善。该患者确诊乳腺癌后接受了标准的手术、化疗、放疗，作为激素受体阳性的患者，同时接受了 5 年的内分泌治疗。目前 CDK4/CDK6 抑制剂与激素疗法的联合使用已成为转移性乳腺癌患者的标准一线治疗。同时，对于早期乳腺癌患者，内分泌治疗的持续时间和化疗的使用也在持续优化。如患者复发后合并胸腔积液，可接受靶向治疗联合化疗，同时配合健脾和胃、益气利水的中医中药综合治疗，多途径、多角度减轻患者治疗的不良反应、增强患者免疫功能、减少肿瘤并发症的发生。中医认为人体的正气虚弱，导致肿瘤发生，而乳腺癌多与长期的情绪波动，如忧郁、焦虑、怒气等，影响气机的正常运行，导致气滞血瘀有关。中医治疗肿瘤的原则是"扶正祛邪"，即通过扶助正气、祛除邪气来治疗肿瘤，同时注重调整肿瘤生长的内环境，因此需要根据患者的具体病情和体质，制定个性化的治疗方案。

康复方面，患者在医生、护士、家人、朋友的共同关爱下，正确面对病情，积极参加康复锻炼，敞开心扉，乐观向上。同时中医强调饮食与健康的关系，建议家属根据患者体质和病情选择合适的食物，如减少油脂摄入，避免刺激性食物，及时补充蛋白质摄入等。中医肿瘤康复更强调对患者的整体管理，包括心理辅导、饮食调理、体能锻炼、中药滋补等方面。

中医治疗肿瘤应该全程参与，如果在"无药可救"时才找中医，可能已经错过了治疗的最佳时机。在肿瘤尚未发生前，即应针对可能导致肿瘤的各种内外因素加以防范，使得脏腑阴阳协调，降低肿瘤的发生概率；在治疗过程中，配合中医中药治疗可以减轻术后、放化疗及靶向治疗的不良反应，如淋巴水肿、骨髓抑制、消化道反应、放射性炎症等；对于晚期癌症患者，西医可用的办法可能不多，中医的"带瘤生存"是一种针对晚期恶性肿瘤的治疗理念，强调在治疗过程中，将无法根治的中晚期癌症看作慢性病，通过中医辨证论治的方法，采用中药内服、外敷、针灸、推拿等，旨在调整患者身体内部环境，改善症状，提高患者生存质量，延长患者生存期，未尝不是一个好的方法！

专家简介

周映伽

见 P18

6

其他

从骨肉瘤患者到白衣天使，一个年轻女孩的希望与治愈

编前按

　　我叫小菲，18 岁，来自云南的一个边陲小镇。在我完成了迄今为止人生中最重要的一场考试——高考以后，我非常开心，虽然成绩不是特别高，但是我可以报考一直以来所期望的大学和专业了，那就是医学院的护理学专业，梦想着以后成为一名白衣天使。促使我有这样想法的，是我 7 年来的抗癌经历。

　　11 岁时，我的左膝关节周围总是莫名其妙地出现疼痛，一开始只是偶尔痛一下，我跟父亲说了之后，父亲说有可能是我正在长高，小孩子都会有生长痛。可是很快，疼痛越来越剧烈，有时候晚上痛得睡不着觉，腿都弯不了，而且左腿疼痛的地方还鼓起来一个小包。这时候父亲赶紧带我去医院看病。到了我们县医院，医生给我检查以后，父亲和医生在办公室里说了好久，我基本听不懂他们在说什么，只记得医生跟父亲说的最后一句话是："你们带着孩子去省里的肿瘤医院看，尽快，别耽误。"

　　就这样，父亲和母亲一起带着我来到了昆明。进入肿瘤医院后，熙熙攘攘的人群让当时的我有点不知所措，怎么都没想到我将在这个地方拥有一段终生难忘的人生经历。

　　父亲带着我的"片子"进入骨科门诊的诊室，母亲陪着我在门口等

着，没过一会儿，父亲就带我进入了诊室检查，医生微笑着问我："小朋友，痛了多长时间了？"我如实地回答医生的各种问题。过了一会儿，父亲手里拿着一张住院证从诊室里出来，他蹲下来跟我说："没事，医生说咱家菲菲腿骨上长蛀虫了，把蛀虫消灭了腿就不疼了。"他站起身后，给母亲使了个眼色，那一瞬间，我似乎看到父亲的眼圈泛红了。

住院之后，只记得做了检查，抽血时我很害怕，母亲一直陪伴着。突然有一天，医生跟我说："菲菲，我们明天要给你做个活检，需要取一点你骨头上的小虫子出来去做化验，看看它们是好虫子还是坏虫子，这样我们才好给你用药，你害怕吗？"我只想赶紧把"虫子"治好，虽然心里很害怕，但还是鼓起勇气跟医生说："我不怕。"穿刺取样后等待结果，那时间似乎特别漫长。取样结果出来那天，父亲母亲都被医生叫到了办公室，我一个人在病房里等着。过了好久，他们回到病房，尽管他们努力保持住情绪稳定的样子，但我还是很容易就看出来他们刚才哭过。父亲过来坐到我床边，抚摸着我的头对我说："菲菲，医生说了，你骨头里面的小虫子是小坏蛋，需要往你体内打一些杀虫剂把它们消灭掉，但是，这些杀虫剂会让你有点不舒服，你要坚持住，明白吗？"我懵懂地点了点头。

多年后我才知道，当初大腿骨上的"小虫子"，学名叫骨肉瘤，也就是骨癌，那些所谓的"杀虫剂"就是化疗药。在化疗期间，我感到非常难受，每天都不敢离垃圾桶太远，生怕憋不住吐到了地上。打上化疗没几天，我最心爱的长发开始大把大把地脱落，母亲带着我去理发店把头发剃光了，一开始我哭得撕心裂肺，但幸运的是，有护士姐姐们每天过来逗我开心。还有一位护士姐姐为了鼓励我坚持下去，甚至把自己的头发也剪短了，她对我说："你看，姐姐的头发也没了，菲菲别担心，等你病好了，头发就会再长出来的，加油！"另外一位护士姐姐还特意去买了一顶假发送给我。这顶假发我至今还保留着，每当面临挫折时，都会把它拿出来看看。

几次化疗结束后，医生拿着我复查的"片子"过来对父亲母亲说："在30年前，医学还没有现在这样发达的时候，骨肉瘤患者只有通过截肢手术来争取延长寿命，而现在，手术前化疗可以让肿瘤尽可能缩小，90%以上的患者能够避免截肢。通过手术将骨头、关节换成人工假体，手术之后再继续化疗，降低肿瘤转移的概率，很多患者都能够长期生存下去。从这次菲菲复查的结果来看，病灶缩小了，化疗效果比较好，我们有信心把菲菲的肢体保留下来！"听到医生的话后，父亲母亲激动地笑了，从我生病以来，这是第一次见到他们的笑容。接着医生对他们说："现在菲菲马上12岁了，即将迎来她人生中第二个生长高峰，如果菲菲的骨头现在被换成人工假体，她的左腿将不会再生长，以后右腿比左腿长，走路就会一瘸一拐的。菲菲这么漂亮，变瘸了那就太可惜了，这将会对菲菲的生理和心理造成很大的影响，好在现在科技发达了，我们可以通过3D打印技术制作出一个只有菲菲能用的假体，通过精确计算，确保将肿瘤切除干净的同时，还能保留住菲菲左侧大腿骨的生长板。这样的话，就能最大限度减少以后两腿不一样长的情况。"父母听完医生的讲解后，立刻就决定采用这个方案进行手术。

手术后，我睁开眼睛的第一件事情就是赶紧看看我的腿还在不在。庆幸的是，腿还在。每天清晨，医生和护士们来查房，他们像天使一样带着微笑鼓励我，说我做得很好，并开始教我做功能锻炼。手术后10天左右，医生就告诉我可以尝试下床活动了。在父亲母亲的搀扶下，小心翼翼地下了地，尽管很痛，但还是咬牙坚持了下来，那一刻，我似乎瞬间就长大了。

慢慢地，我左腿的活动功能逐渐恢复了正常。紧接着，我又面临了漫长的化疗时间。经历过手术之后，不再畏惧化疗给我带来的痛苦。为了减轻化疗的不良反应，我听从医生的建议每天都喝很多水，因为医生说多喝水可以加快化疗药物的代谢。手术之后 3 个月左右，我已经可以像正常人一样行走，甚至跑跳，感到非常开心。每次来医院化疗时，都会把从家里带来的糖果分给医生和护士们，和他们一起分享我的喜悦。

12 岁生日刚过，我完成了最后一次化疗。出院那天，父亲专门为我定了一个蛋糕来庆祝，并且还给医生和护士们准备了一面锦旗以表达我们的感谢。父亲把蛋糕和锦旗递交给我说："菲菲，你的康复多亏了这些医生和护士们。跟我一起去好好感谢他们，他们都是你的救命恩人！"我开心地和父亲一起找到医生和护士们，向他们深深鞠了一躬，并把锦旗递给他们。医生接过锦旗后对我和父亲说："祝贺菲菲顺利出院，但回家后你们还是不能放松警惕，治疗虽然告一段落，后续仍然需要定期复查，以防肿瘤出现转移。骨肉瘤细胞很狡猾，它们经常会藏匿在肺血管内，导致肺部转移。因此，你们后续复查除了需要关注大腿，更重要的是需要复查肺部的情况，明白了吗？"带着医生的嘱咐，我们一家人回到了熟悉的老家，开始新的学习和生活，并且定期回到医院进行复查。

再后来，我的心里便有了学习的目标，立志成为一名白衣天使，去帮助那些曾经和我一样的患者。

时间如白驹过隙，7 年时间一晃而过，医生告诉我，治疗结束后超过 5 年，如果没有出现肿瘤的复发和转移，那么就达到了"临床治愈"的标准。现在的我，又留起了喜欢的长发，准备迎接人生的下一个阶段。此刻的阳光很暖，空气很甜，要让我的人生不留遗憾！

专家科普

　　骨肉瘤是儿童及青少年常见的原发恶性骨肿瘤,好发于膝关节周围。20 世纪 70 年代前对其治疗以截肢为主,会给患者留下终身残疾和巨大心理创伤,其中 80% 的患者仍不可避免地死于肺转移,术后 5 年生存率不足 20%,给患者家庭及社会带来巨大负担。得益于新辅助化疗、影像诊断技术、外科手术以及其他辅助治疗手段的迅猛发展,目前保肢治疗已经取代截肢术成为骨肉瘤患者的主流外科治疗方法,目前保肢成功率可达到90%,5 年生存率在 60%~70%。对于患者膝关节周围的恶性骨肿瘤,在手术时为了达到恶性肿瘤的安全手术边界,往往需要切掉全部或者部分骨骺,患者术后双下肢不等长是该部位保肢术的常见并发症。如何改善患者术后肢体不等长的情况,提高关节稳定及关节假体寿命,降低感染、金属疲劳等并发症是目前保肢治疗的关键问题。故此,基于“个体化”选择单一或者联合技术,如负瘤骨段灭活再植、同种异体骨段移植、保留骨骺关节置换、定制型关节假体、改良的半膝关节假体、3D 打印假体、可延长假体等进行肿瘤切除和重建保肢,可以在提高对局部肿瘤控制的基础上最大限度保留患者肢体功能。术前新辅助化疗及疗效评估是骨肉瘤保肢综合治疗的重要组成部分,可以指导手术方式及术后辅助化疗药物的选择,及早发现高危病例,有利于个体化分层管理。目前,我国骨肉瘤的治疗已较为规范,“个体化、多学科”的综合治疗模式不但提高了患者生存率,还保留具有较好功能的肢体,给广大患者家庭和社会带来了良好的社会及公益效益。但是近 40 年来,化疗所带来的生存获益未能获得进一步的突破,转移或复发的骨肉瘤患者 5 年生存率仅为 20%,预后极差,现有的二线化疗药物疗效有限,治疗现状亟待改善。

专家简介

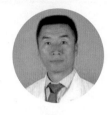

肖砚斌

硕士，教授、主任医师，硕士研究生导师，云南省肿瘤医院 昆明医科大学第三附属医院骨外二科主任 昆明医科大学临床肿瘤学院外科教研室主任。

社会任职：

中国中医药研究促进会骨伤科分会骨肿瘤专委会 副主任委员

国际矫形与创伤外科学会（SICOT）中国部骨肿瘤学组 委员

中华医学会骨科学分会第一届青委会骨肿瘤学组 委员

中国抗癌协会肉瘤专委会 委员

中国抗癌协会骨肿瘤与骨转移癌专委会 委员

中国临床肿瘤学会（CSCO）肉瘤专家委员会 委员

中国研究型医院学会脊柱外科专委会脊柱肿瘤学组 委员

云南省医师协会骨科医师分会骨肿瘤学组 组长

云南省转化医学学会骨与软组织肿瘤专委会 主任委员

云南省康复医学会骨与关节及风湿病专业委员会 副主任委员

从事骨外科临床、教学、研究工作25年，主要研究方向骨与软组织肿瘤临床诊治。2003年到北京大学人民医院骨肿瘤科进修，师从郭卫教授、杨荣利教授。返院后协助科主任许建波教授在云南省内率先开展了多项骨肿瘤诊治新技术。2012年担任骨科主任，独立开展了半骨盆切除假体置换保肢、一期后路全骶骨切除重建、全脊椎切除（TES）重建等高难度手术，在省内率先应用3D打印假体（钛金属、PEEK）修复骨肿瘤切除后骨缺损，在肢体恶性骨肿瘤个体化保肢、脊柱肿瘤、骶骨肿瘤及骨盆肿瘤外科治疗积累了丰富经验。先后获云南省各级成果奖7项，主持包括国家自然科学基金在内的科研课题3项、GCP4项、教研教改2项，参与各级科研课题多项。以第一作者/通讯作者身份发表专业论文50余篇，SCI收录7篇。

受伤"花骨朵"的绽放

平静——快乐的少年时光

2019 年，我 13 岁，是一个无忧无虑、开心活泼的初二学生，正处于青春的黄金时期，对生活充满了憧憬和期待。彼时我的生命犹如一朵含苞待放的花骨朵，充满了生机与希望。阳光透过树叶的缝隙洒在地面，微风轻拂着面庞，每一个微笑都洋溢着青春的热情和真诚，那是我生命中最绚烂、最无忧无虑的时光。

变故——病痛的突然降临

然而，生活的涟漪总是在不经意间泛起。2019 年 4 月，一次突如其来的腿痛打破了我原本平静的生活。当我踏入医院的诊室，手中紧握那份写着"考虑骨肉瘤可能"的报告时，我的世界仿佛瞬间崩塌。

之后，我便在省三甲肿瘤专科医院经历了人生中的第一次手术——活检。接着，又进行了两次化疗，亲身体验到了化疗的痛苦，它不仅是一种治疗手段，更是一种对身体和心灵的双重折磨，我深刻地体会到了健康的宝贵。

手术——转折的坚韧之战

2019 年 6 月 4 日，我迎来了人生中一场至关重要的手术——左侧人工髋关节置换。那是我 13 岁生命中最为艰难的挑战。

当我从麻醉中逐渐苏醒，疼痛时而如潮水般汹涌而至，时而如烈火般灼烧。每一次换药时，即使是轻微的触碰或者酒精、碘伏的刺激，都让我忍不住紧咬牙关，泪水在眼眶中打转。我心想上天是多么不公，让一个 13 岁的花季少女经历这样的大风大浪。本应是青春向上的年纪，我却在医院里受尽折磨，沮丧、难过、绝望充斥着我的内心。那道长达 30 厘米的刀口，似乎成了我与外界之间的一道鸿沟。

抗争——爱与希望的守护

那些住院的日子，妈妈总是陪在我身边，无微不至地照顾我，没日没夜地守护我。她也鼓舞每位同病相怜的病友，会亲手煲汤送给邻床的病友，毫不吝啬地夸赞戴假肢的光头姐姐漂亮。

目睹过病友的离世，那份心痛与难过让我更加深刻地感受到了生命的脆弱。我逐渐接受现实的残酷，调整好心态，积极投入康复训练，如同破茧成蝶，去感受生命的坚韧，盼望着早日回归正常生活。我乐观的心态激励了同样处于逆境中的同龄病友们，甚至那些已无法手术的晚期病友，也在我的影响下找回了些许勇气。

觉醒——病榻上的深刻反思

随着对骨肉瘤患者群体的关注，我开始积极地参与各种对于骨肉瘤的科普活动，花时间去深入了解这个疾病，寻找和阅读相关的资料、书籍，甚至药物说明书，并且偶然间发现了一部名为《人间世 2》的纪录片，主要讲述了骨肉瘤儿童群体的真实生活。

我开始意识到自己的责任和使命，那就是让更多的人了解这种疾病，尤其是青少年群体，让他们更加关注自己的骨骼健康。关关难过关关过，步步难行步步行，我相信再长的路一步步走也能走完，再短的路不迈出那一步也无法抵达。

感恩——照亮前行的路

回头看，我的心中充满了无限感慨，也感恩生命赋予的一切。我庆幸有个温暖的家，在医院里也感受到了人性的美好与温暖，那位每次目送我出院的老爷爷，看到我痛苦时也会忍不住流泪的保洁阿姨，以及为我的治疗操不完心的可爱的医生们和护士姐姐们。

感谢那些在我最艰难时刻给予支持和鼓励的人们，是他们让我感受到了生活的美好和希望。他们的关怀和帮助给了我巨大的精神动力，支撑我坚持下去。会将这份感谢之情铭记于心，让它照亮我前行的道路。

回归——绽放生命之花

经过漫长的抗争与等待，我终于摆脱了疾病的枷锁，重获健康。随着身体的逐渐康复，我满怀期待地重返校园，那些曾经熟悉而美好的校园生活与真挚的友谊，如阳光般温暖地治愈着我的心灵。疾病已不再是我的羁绊，取而代之的是欢笑与幸福。

5 年前，因为疾病不得不剪去留了多年的长发，那一刻，我失去了些许自信。生病的焦虑与脱发问题曾让我倍感困扰，父母为了让我重拾自信，带我购买了一顶假发。那是我第一次如此真切地感受到假发的存在。

2023 年 10 月，我做出了一个特别而有意义的决定。我毫不犹豫地剪下了 5 年来精心养护的 30 厘米长发，捐献给癌友公益组织，希望能够帮助那些没有钱买假发、缺乏自信的朋友们。

随着时光流逝，我也结识了更多的癌症患者，尽我所能地为他们提供一点点帮助。我曾为白血病病友申请免费的假发，也积极参与关于癌症的公益活动，用自己的行动传递着爱心与希望。

2024 年，我迎来了 18 岁生日，这也是手术后的第 5 年，我参加了高考，人生即将迈入下一程。我的故事仍在继续，仍然前行在人生的道路上，左手带着这份乐观与积极，右手带着这份坚强与感恩，一路播种，一路开花，继续书写属于我的生命华章。

专家科普

骨肉瘤是较常见的骨恶性肿瘤，其恶性程度较高，较易发生肺部转移，预后较差。好发于 20 岁以下青少年和儿童的长骨干骺端，股骨下端及胫骨上端是其最好发部位，其他诸如股骨上端、腓骨、肱骨、髂骨等亦可发生。骨肉瘤的主要症状是患者出现不同程度的患处疼痛，是肿瘤侵蚀和骨皮质溶解，刺激骨膜神经所致。早期多为间歇性疼痛，数周后转为持续性，疼痛的程度逐渐增强，严重者可出现疼痛性跛行。当患者出现上述典型症状时需要到医院检查排除骨肉瘤，X 线摄片是最常用也是最简单便捷排除骨肉瘤的手段。而骨肉瘤的治疗是一个综合性的过程，通常包括药物治疗（主要是化疗）、手术治疗等。

手术治疗是骨肉瘤治疗中的核心部分，其目标是切除肿瘤组织，防止其进一步扩散。根据患者的具体情况，手术方式可分为保肢手术和截肢手术两大类。

保肢手术

适应证：适用于骨骼发育成熟或接近成熟的患者，且重要神经、血管未受累，局部软组织条件允许，术后预期功能优于义肢，同时患者有强烈的保肢愿望。

截肢手术

适应证：主要适用于对化疗不敏感，肿瘤侵犯重要神经、血管的患者。

化疗在骨肉瘤的治疗中扮演着重要角色，可以通过化学药物杀死癌细胞，控制局部病变和微转移灶。骨肉瘤的治疗通常采用术前化疗、手术切除病灶和术后化疗相结合的模式。术前化疗有助于缩小肿瘤体积，提高手术切除的成功率；术后化疗则用于杀灭残留的癌细胞，防止复发。

综合治疗

骨肉瘤的治疗需要综合考虑患者的具体情况和病情严重程度，从而制定个性化的综合治疗方案，这包括手术、化疗、放疗、靶向治疗和免疫治疗等多种手段的综合应用。通过综合治疗，可以最大限度地提高患者的生存率和生活质量。

专家简介

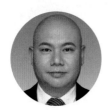

马翔

昆明医科大学第三附属医院骨外一科副主任医师，医学硕士，硕士研究生导师。

社会任职：

中国抗癌协会肉瘤专委会创新与转化学组　委员

中国抗癌协会肉瘤专业委员会肿瘤微创学组　委员

云南省医学会骨科分会青年　委员

"健康云南行动"专家咨询委员会癌症防治行动组　成员

云南省抗癌协会肿瘤生物治疗专业委员会　委员

云南省医师协会骨科分会手外科学组　委员

云南省医师协会中西医结合分会　委员

中国转化医学联盟云南省转化医学分会　委员

主持与参与多项省级课题及厅级课题，发表专业论文 10 余篇。

我的四十余载抗击双重癌症经历

　　1964 年，我出生在云南的一个偏远小县城，爸爸是一位军人，妈妈是一名医生。我出生在一个物资匮乏的年代，加上我是早产儿，从小就营养不良、体弱多病。但因为妈妈的精心照料，我得以健康长大。

　　1976 年，我正在上小学五年级，有一段时间，常感到鼻子不舒服，晚上睡觉时甚至不能正常呼吸，鼻涕中总有血丝。和爸妈说后，他们立刻带我到市医院门诊部就诊。尽管已经按照医嘱服药，但症状总不见好转。医生建议我们到省医院进一步检查，于是爸妈带我前往省医院，接受了鼻腔穿刺等多种检查，最终医生诊断为鼻咽癌，并告知我们需要立即治疗，否则会危及生命。爸妈大吃一惊，不知所措，询问医生是否有手术的可能，医生表示鼻咽癌不建议手术。幸运的是，医院有放疗设备，我便开始接受化疗和放疗。经过两个多月的治疗，医生说可以出院了。之后定期复查，结果一直正常。随后，我和大多数人一样，结婚生子，生活逐渐步入正轨，癌症的苦恼似乎已离我远去。

　　2011 年 5 月的一天，我和闺蜜在一起吃饭时，她发现我的脖子不对称，便问最近是否有不适或变化。我仔细回想了一下，确实觉得这段时间容易跟同事和家人发脾气，自己也总爱生气。她怀疑我甲状腺可能有问题，建议做个超声检查。第二天，我去医院做了甲状腺超声检查，医生仔细看过后说确实有问题，建议赶快去外科就诊。随后，我去了医院的头颈外科，主任看了我的甲状腺超声结果后说："情况不太好，可能是甲状腺肿瘤，还是赶快做手术吧！"我听从了医生的建议。

术后，医生告知我的甲状腺两侧叶结节都是乳头状癌，并且颈部淋巴结也有 4 个转移。我再一次听到"癌"这个字，而且是另一种不同的癌，还有转移，非常震惊。随后医生说："我们把你的甲状腺全切了，颈部淋巴结也做了清扫，只要认真吃药，定期复查，一般不会有事的。"

出院后，我的生活再次步入正轨。我定期复查、认真锻炼身体，休息时间出去爬山，晚饭后去跳广场舞。退休后，我的生活更加充实：早上起床锻炼身体，中午做饭，下午去老年大学上课，晚上再去学民族舞。

然而，2024 年 3 月 4 日，在我复查甲状腺超声时，医生指出："你已经切除的甲状腺区域又有占位了，而且淋巴结也有肿大，你再去找外科医生看看吧！"外科医生检查后，考虑甲状腺癌可能复发了，建议手术。于是，第二天我就到了省肿瘤医院，医生评估后也考虑肿瘤复发了。随后，超声科医生在超声检查时用一根细针穿刺了可疑组织，穿刺后的病理检查结果明确是甲状腺癌复发。又是 4 个小时的手术，我再次从手术室出来。

不同于以往的是，我出院一个月后到医院复查时，医生说："这次手术明确是肿瘤复发，而且颈部淋巴结又有 5 颗转移，建议你再到核医学科做碘 131 治疗。"到核医学科后，医生分析了我的病情，告诉我："你目前情况是甲状腺乳头状癌，属于分化比较好的甲状腺癌。手术已经把甲状腺全切了，但同时还有 9 颗淋巴结转移，按照评估，你有接受碘 131 治疗的适应证。但碘 131 治疗前需要停服左甲状腺素钠片一段时间。"于是我便预约了返院进行碘 131 治疗的时间。

2024 年 5 月 7 日，我开始停服左甲状腺素钠片，并于 5 月 29 日入住核医学科。住院后，经过医生讲述，我才明白停服左甲状腺素钠片以及忌碘饮食的主要目的是提高后续碘 131 治疗的效果。

2024年5月31日，我口服碘131进行治疗，确实没有任何不适，并于6月4日顺利出院。目前，我已经完成了前两步，后续还需通过复查来调整左甲状腺素钠片的服药剂量。

我这坎坷的一生，经历了两种不同的癌症。幸运的是，在医生们的精心治疗下，我不仅身体得到了救治，心理上也一次次得到了疗愈。我想说："即便身患癌症，我们也要积极面对生活，积极配合医生的治疗，保持乐观向上的心态，以及坚持合理的锻炼，这些都是我们战胜病魔的利剑。"

 专家科普

鼻咽癌初发症状一般为回吸性涕带血，其对放疗敏感，若早期发现，经积极治疗通常能被根治。对于分化型甲状腺癌，"手术＋碘131+TSH抑制治疗"的经典治疗方式能有效控制患者病情，甚至能够达到临床治愈。分化型甲状腺癌能特异性摄取碘，且碘131衰变产生的 β 射线可通过电离辐射来杀死肿瘤细胞。此外，β 射线射程较短，对癌细胞周围的正常细胞损伤小，且体内其余器官几乎不摄取碘，因此不良反应小、安全性高，是分化型甲状腺癌患者术后治疗的利器。对于恶性肿瘤，预防大于治疗，除了保持健康的生活方式、愉悦的心情，定期体检也极为重要。对于多数肿瘤，若能早发现、早诊断并经规范化治疗，均有机会得到有效控制。

专家简介

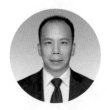

邓智勇

云南省肿瘤医院核医学科主任，教授，博士研究生导师，云南省名医专项高层次人才。

社会任职：

云南省医学会核医学分会 主任委员

云南省核医学医疗质量控制中心 主任

中国抗癌协会核医学专业委员会 常委

中国医学影像技术研究会 理事

中华医学会核医学分会 委员

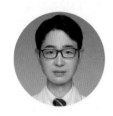

杨志贤

医学硕士，云南省肿瘤医院核医学科主治医师。

倔强的老父亲，坚强的抗癌路

2023 年秋天，医院门诊陆续接诊了许多患者。临近下班时间，从门外"拉拉扯扯"地进来一对父子。

"医生，请问还能挂号吗？"年轻的小伙子先开了口，他的父亲尴尬地坐在诊室的椅子上，身体侧向门口，似乎随时准备冲出去。

"可以啊，是谁不舒服呢？"

"是我父亲，他的腰痛已经持续很久了。我早就劝他来医院，可他就是不听，特别固执！这两天痛得更厉害了，自己在家吃了止痛药也不起作用，这才告诉我……"父亲离开了诊室，儿子这才拿出了在当地医院做的检查结果和"胶片"来。

"医生，请您帮忙看看我父亲的片子，当地医生说这可能是肿瘤转移了，骨头都坏了，是不是这样？请您帮忙看一看。我父亲他太倔强了，想带他来看病，但是他三番五次地拒绝，总说没什么大问题，看了才会出大问题。其实我知道，他主要是担心钱花了，病还治不好，才不同意和我一块儿来。我也没告诉他肿瘤的事情，不然他这个脾气，更是不会好好治疗了！"

主任仔细查看了患者的影像学资料和相关检查，发现患者右肺有一个 3 厘米 ×4 厘米大小的肿块，周围还有"毛刺"样的改变。脊柱相关的影像学检查也显示多发的骨质破坏，这符合肿瘤骨转移后的改变。结合患者的症状和体征，目前初步考虑诊断为肺恶性肿瘤骨转移，但是确诊还需要进行穿刺后病理学检查。

主任看出了这位家属的疑虑，也耐心地和家属解释起来："目前你父亲的情况考虑是肿瘤转移至脊椎骨上导致的疼痛。从你父亲的核磁共振影像学资料可以发现多处脊椎骨及部分髂骨上都有转移病灶，但是现在他的脊柱上的病变暂时不需要行手术干预，可以通过其他手段穿刺病灶、病理学活检后明确诊断，然后进行全身性的抗肿瘤治疗，这样他全身的肿瘤都能够得到控制。万一以后病情再有进展，严重的骨破坏出现严重并发症时，我们可以再考虑手术治疗。"

家属同意了主任的意见，随后立即为父亲办理了住院手续，并根据主任的建议完善了后续的检查。最终，在支气管镜检查下成功取到病变组织，确诊为"肺腺癌"。在等待基因检测结果期间，医生计划为患者进行全身的抗肿瘤化学治疗，然而，这位"倔强"的父亲着实又让医生犯了难。

"我不化疗，如果是肿瘤我就不治了！化疗太痛苦了，我不治了。"确实如家属所担心的，父亲知道是肿瘤后便拒绝接受后续治疗。他既担心儿子承担过多的费用，又担心自己承受不了化疗的不良反应。主任了解患者的想法以后，结合老人的具体情况，让家属陪同老人来到办公室里，耐心细致地向老人解释了起来。

"老人家，通过您儿子的讲述，我也了解了您家里的状况，知道了您现在的所有顾虑。我觉得，确实有必要和您好好解释一下。"主任语重心长地说道，"目前，随着医疗技术的发展和科学的进步，针对肿瘤的治疗已经发展出了很多种不同的方式，并且综合治疗的效果都非常显著，很多患者经过治疗之后能够获得很好的疗效。根据您的情况，我们应该先选择化疗。化疗是通过输液，将化疗药物送入血液循环以到达恶性肿瘤的部位，从而进行全身抗肿瘤治疗的一种手段。除此以外，您还可以完善基因检测的相关检查，确定是否有基因突变。针对不同的基因靶点突变情况，我们还可以选择靶向治疗，靶向治疗是针对基因靶点的治疗方式，'指靶打靶'——药物通过直接作用于靶点，治疗更具有针对性。这样，您的治疗效果会更加显著，疼痛的症状也会逐渐得到缓解。和您一样的患者也在接受和您同样的治疗，实际上，化疗并没有您想象中那样痛苦，是在您可以耐受的范围内进行的！"

"可是主任，我的家庭条件一般，儿子又刚刚工作，我担心他们的经济负担太重了！"

"这个您不用担心，现在国家有特殊慢性病医疗保险报销政策。您这种情况属于特殊慢性病，在门诊使用特殊慢性病卡是可以按照比例来报销的。今后您针对肿瘤的治疗都可以通过特殊慢性病卡得到报销，其实能缓解很大一部分经济压力。您儿子也知道这个情况，他非常坚决要给您治疗的。"主任拍拍老人的肩膀："老人家，您一定要接受治疗，现在日子慢慢好起来了，您还有好长的路要走呢！我对您还是很有信心的！"

听了主任的话，患者渐渐对治疗有了信心，也没有再顾虑，安心接受了后续的治疗。幸运的是，基因检测结果出来后，患者有适合使用的靶向药物。经过靶向加化学治疗后，患者的病情逐渐稳定下来，胸背部的疼痛也比以前明显缓解了许多。之前说忍受不了化疗的老人不仅经受住了6个周期的化疗，而且化疗结束后继续按时服用着靶向药，每个周期都按时地复查和治疗。

然而，靶向治疗2年后，老人逐渐出现耐药现象，L3椎体的病变出现了进展，剧烈的疼痛伴随双下肢的麻木，让这位"倔强"的父亲再次住进了骨科。

"主任，我这个状况是不是更严重了，后面该怎么办呢？"

"经过我们的评估，目前多考虑是癌细胞出现了耐药的现象。癌细胞十分狡猾，它会慢慢适应靶向药物，并且自身基因发生改变，从而让靶向药物的敏感性降低，导致耐药的发生。您的原发病灶还趋于稳定，但是脊柱 L3 椎体的病变较前明显增大了，并且出现了脊髓压迫和脊柱不稳定的情况，所以我们得尽快进行一个脊髓减压和脊柱内固定的手术来改善您的症状，让您能够正常行走并保证您的日常生活不受影响。手术之后可以取出病理学标本，我们也建议再进行一次基因检测，来评估基因突变的情况，也为您的后续治疗提供新的方案。"

听了主任的解释，老父亲欣然接受了外科手术治疗，手术过程非常顺利。经过医生们术后细心的照顾，老父亲恢复得非常快，双下肢的麻木无力感较前明显恢复，疼痛也得到了极大的缓解。"钢筋铁骨"般的重塑之后，术后 2 周老父亲就可以下地行走了，他佩戴好了脊柱支具，从病房慢慢走到了主任办公室，反复感谢主任后，这位老父亲复查腰椎平片正常后就拔管出院了。根据新的基因检测结果，医生给这位老父亲更换了新一代的靶向药物继续后续治疗，病情稳定后按医嘱定期复查。

又是一个秋天，老人牵着一个小男孩来到门诊，两人脸上都带着盈盈的笑意："主任，我又来找您复查了！"

"这次带着小孙子来了！"

"是啊！真的得感谢您啊，主任。要不是您之前的悉心治疗和鼓励，我可能都过不上这样的日子了，现在的日子这么好，能过一天我都要好好过。"

"是啊，癌症其实并不可怕，只要你相信我们，我们就能顽强地战胜它！"

反复感谢主任后，父亲离开了诊室，这个"倔强"的背影继续走在抗癌的路上。

专家科普

脊柱肿瘤的病理过程是肿瘤细胞侵犯脊柱的骨质，使骨质破坏，脊柱稳定性降低，不能承受躯干的重量，甚至出现骨折。脊柱肿瘤细胞还可侵犯脊神经或脊髓，从而引发一系列周围神经症状，甚至截瘫。

上述病例中的患者只是众多肿瘤患者中的一个，肿瘤患者病情进展后出现骨相关事件将严重影响患者的生存质量及预后。但即使出现脊柱转移，我们依然可以通过积极的内科治疗控制病情进展并改善患者症状，当出现严重骨相关事件时我们还可以通过手术干预的方式切除肿瘤、缓解脊髓压迫、稳定脊柱，手术之后的患者生存质量将得到极大改善，患者随后出现骨相关事件并发症的概率也会大幅下降。

专家简介

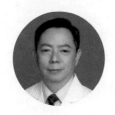

李文忠

云南省肿瘤医院 昆明医科大学第三附属医院骨外二科 副主任医师。

社会任职：

中国中西医结合学会骨伤科专业委员会骨肿瘤分会 委员

云南省医师协会骨科医师分会 委员

云南省医师协会骨科医师分会骨肿瘤学组 委员

云南省医学会运动医疗分会 委员

云南省医学会运动医疗分会中西医结合学组 委员

云南省医师协会数字医学分会 委员

云南省医师协会肿瘤生物治疗医师分会 委员

云南省抗癌协会小儿肿瘤专业委员会 委员

云南省转化医学学会细胞与基因治疗分会 委员

婷婷的重生之路：无须刀光病已去

　　我叫婷婷，27 岁，刚结束学生生涯步入社会，正摩拳擦掌，准备大展拳脚，可是一次体检让我得知自己长了甲状腺结节。起初医生告诉我它是良性的，可以先观察，定期复查就可以。那时的我，对甲状腺的了解仅限于知道它是一个位于颈部的小腺体，负责分泌甲状腺激素，对身体的代谢和生长发育有着至关重要的作用。然而，当这个小小的腺体出现问题时，我的生活似乎也被打乱了。

　　每隔一段时间，我都要去医院复查。但随着时间的推移，这个小结节并没有消失，反而变得越来越大，我开始感到有些不安。我不断在网上搜索有关甲状腺结节的信息，试图了解这个结节发展的风险和后果。每一次搜索都让我更加紧张和焦虑，甚至每次照镜子都害怕有一天它会打破我生活的平静。可是如果做手术，又会在脖子上留下一道疤痕，这对于每一个爱美的女孩子来说都是难以接受的。此外，还要终身服药。我明明才27 岁，我不敢想象在接下来的几十年都要与药为伴是一种什么体验。我难以接受，打心底里拒绝。那段时间，我时常感到焦虑不安，晚上也难以入眠。

　　一次偶然的机会，我了解到甲状腺结节可以通过微创消融手术治疗，这种手术可以达到与手术切除同样的治疗效果，不会留下疤痕，还可以最大限度地保留正常甲状腺组织，手术后也不需要每天服药。当我得知这些信息时，就好像有一道光照进了我的世界，让我看到了新的希望。

经过了解，云南省肿瘤医院超声医学科是省内最早开展这种手术的地方。于是我立即预约了罗主任的门诊进行评估。我还记得那天早上，罗主任坚定地告诉我，我的结节非常适合做消融手术。虽然心中仍有些许紧张，但更多的是对手术的期待和对未来的希望。

手术当天，我躺在手术台上，这是我人生中第一次接受手术。我好奇又紧张地观察着手术室的一切。不久，罗主任走进手术室，她温和而慈祥地告诉我："不用害怕，这个手术在局部麻醉下就可以完成，手术过程中你都是清醒的。你可以听到我们医生和护士的对话，如果感到不舒服，只需抬手示意。"罗主任的话语让我的紧张感逐渐消退，手术进行得非常顺利。尽管过程中有些不适，但想到自己的身体正在逐渐康复，我心中的喜悦便油然而生。

手术后的第二天，我就可以出院了。遵循罗主任的建议，我隔一段时间后回医院复查。从手术至今已经半年了，那个最初血供丰富的结节，直径从 36 毫米缩小到了现在没有活性的 10 毫米。每一次复查都让我更加坚信之前的选择是正确的。

现在回想起来，那段经历虽然充满了挑战和困难，但它让我学会了珍惜生命和关爱自己，也学会了更加坚强和勇敢地面对未来的挑战。它让我明白了面对困难时要有勇气和信心，也学会了更加珍惜和感恩身边的人。微创消融手术没有让我的生活因为疾病而改变，但它让我重新找到了生活的方向和意义。

开始更加珍惜自己的身体，也更加感激那些在我最困难时给予帮助和支持的人。我想对每一个正在经历类似困境的人说：不要害怕，不要放弃。只要我们积极面对，勇敢面对，就一定能够战胜困难，迎接更美好的未来。

专家科普

　　甲状腺结节微波消融术是在超声引导下精准局麻，然后将消融针穿刺至病灶进行移动式消融，通过释放微波能量形成热场，使病灶在高温下发生不可逆坏死，从而达到治疗目的。消融后的病灶已经失去活性，不会继续生长，会逐渐被吸收从而缩小。相较于传统开刀手术，超声引导下微波消融术创伤更小，不仅不会在皮肤表面留下切口，更能最大限度地保留正常的甲状腺组织，患者不必终身服药，并且因手术损伤小，术后第二天患者即可出院。

　　目前，微波消融的适应证有：甲状腺良性结节、甲状腺微小乳头状癌、复发性及转移性甲状腺癌、不愿意接受外科手术的患者、改善生存质量进行姑息性治疗的晚期肿瘤患者、因心肺等重要脏器功能障碍不能耐受外科手术的患者等。

专家简介

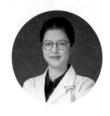

罗晓茂

云南省肿瘤医院超声医学科主任，主任医师，硕士研究生导师。

社会任职：

中国超声医学工程学会浅表器官及外周血管超声专业委员会　委员

中国医师协会介入医师分会超声介入专业委员会　委员

中国卒中学会超声医学分会　委员

云南省抗癌协会肿瘤超声治疗专业委员会　主任委员

云南省女医师协会浅表器官与超声造影超声分会　主任委员

云南省医师协会超声医师分会　副主任委员

云南省医学会超声分会　副主任委员

云南省预防医学会肿瘤超声防治专业委员会　委员

云南省乳腺癌普查督导专家组　成员

"致命"的"容貌杀手"
——生长激素型垂体瘤并卒中

容貌的改变只是磨难的开始

蜂玉生大叔发现近几年他的身体开始以一种惊人的速度变化着，手脚变得异常粗大，面庞也逐渐脱离了常人的模样。随着时间的推移，他渐渐发现自己的身体变化越来越显著，也越来越与众不同，他的手脚变得超乎寻常的大，很难买到合适的鞋子，不得不与商家定制。他的鼻尖日益高耸，下颌、颧骨也变得异常突出，嘴唇厚实而宽大。容貌的改变让他感觉到了自卑并给他带来了极大不便。

2021年2月起，蜂玉生感觉看东西越来越模糊。随着时间的推移，他视力下降的速度似乎越来越快，但依旧没有引起他足够的重视。直到2021年3月1日，突如其来的剧烈头痛打破了他平静的生活，他昏迷摔倒，被紧急送往了当地医院，完善头部 MRI 检查后，医生告诉他的家属：鞍区占位病变伴出血，可能是垂体瘤伴卒中，病情十分危重，必须尽快进行手术。

微创手术：向死而生

随着医学技术的不断进步，这种疾病的手术方式已经从开颅手术发展到了经鼻显微镜手术，再到如今的全内镜时代。手术的风险在逐渐减小，治疗效果也越来越好。为了得到更好的治疗，县里的医生建议他立刻转往省级三甲医院。

到达云南省肿瘤医院后，神经外科倪炜副主任医师结合当地医院检查及蜂玉生的症状，仔细分析后，告知他们诊断——生长激素型垂体瘤伴肿瘤卒中，这是一种良性肿瘤，但肿瘤有出血史，随时有再出血可能，病情危重，需尽快手术治疗。除了外貌的改变，他的身体内部也在发生着变化。生长激素型垂体瘤会导致激素改变，从而出现心室肥大、心脏扩大、动脉硬化等心血管系统改变，高血压和心脑血管意外事件的发生率也直线上升，且呼吸道黏膜组织的肥厚和软腭、舌肌的肥大会导致他睡眠时经常出现呼吸暂停和打鼾，长期低氧血症会让他的睡眠质量直线下降。

在神经外科医生的精心安排下，蜂玉生迅速完成了一系列术前的细致检查。头部增强 CT 提示：鞍区占位病变，垂体瘤伴出血可能，肿瘤大小约 4.1 厘米 ×3.4 厘米 ×3.4 厘米，伴有少量出血。在鞍区这样神经血管密布的位置，即使是微小的病变也可能对生命造成极大的威胁。更何况，这样一个大型肿瘤还伴有出血史，无疑增加了手术的复杂性和风险性。肿瘤就像一个潜在的炸弹，随时可能引发不可预料的危险。他出现的剧烈头痛和嗜睡症状，正是病情严重的明确信号。这些症状不仅严重影响了他的生活质量，更提示着病情的紧迫性。

手术当天，蜂玉生被推进了手术室。麻醉师给他注射了麻醉药，很快就失去了知觉。那场手术的过程可谓异常艰辛和复杂，因为肿瘤的位置深入蝶鞍区，紧邻视神经、大脑动脉等极为关键且结构复杂的神经系统结构，一旦操作不当，极有可能引发严重的并发症，如视力丧失、脑部出血等。倪炜副主任医师及其团队发现肿瘤虽然巨大，但其生长未包绕颈内动脉，未突破鞍膈，有经蝶手术条件，随后制定出详尽而周密的手术方案，以确保在最大程度地切除肿瘤的同时，尽可能地保护正常组织和重要血管、神经的安全。经过数小时的紧张奋斗，手术最终取得了圆满的成功。肿瘤被完全剥离并成功取出，而对周边重要组织的损伤被降到最低，这为患者术后的快速康复打下了良好的基础。

精心施治、妙手仁心

垂体是人体内分泌中枢，垂体瘤术后往往导致患者激素分泌异常，如抗利尿激素分泌过多或过少等问题，此外，肾上腺皮质激素分泌不足会对全身的健康状况产生深远影响，所以常需要替代治疗。因此，在康复期间，患者需根据医嘱调整饮食结构，保证营养均衡，护理团队需 24 小时记录尿量，同时按时按量服用相关药物，以纠正内分泌紊乱现象。垂体瘤术后对脑脊液漏的观察也是非常重要的，脑脊液漏往往合并颅内感染，脑脊液漏早期发现是预防的关键。幸运的是，蜂玉生没有发生颅内感染、出血等并发症，痊愈出院。

专家科普

本病例是一个生长激素型垂体瘤并卒中的患者，中国垂体瘤诊治专家共识建议：手术治疗是首要选择；生长激素的过量分泌导致患者肢端肥大症，表现为手、脚、鼻、下巴等部位增大，嘴唇变厚，声调变高等；视力下降和视野缺损可能是肿瘤的增大压迫视神经，严重时甚至可能引起梗阻性脑积水，表现为严重头痛、呕吐、昏迷等症状。该患者出现了肿瘤出血，这是一种紧急情况，需要立即手术治疗。

垂体瘤诊断依据包括临床表现、内分泌学检查、鞍区增强磁共振或动态磁共振扫描等。手术方法包括经鼻蝶入路手术、开颅手术、联合入路等，医生根据该患者肿瘤的位置、大小、生长方向等因素综合考虑后选择神经内镜下经鼻蝶手术，该术式经自然腔道到颅底，且内镜辅助下的手术可以提供更广阔的视野和更好的照明，具有创伤小、术后并发症风险低等优势，该患者术后迅速恢复也得益于此。

专家简介

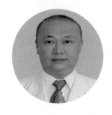

左频

云南省肿瘤医院神经外科主任，主任医师，硕士研究生导师。

社会任职：

中国抗癌协会神经肿瘤专业委员会脑、脊膜瘤学组 委员

中国脑胶质瘤西南联盟 委员

云南省医师协会脑胶质瘤专业委员会 副主任委员

云南省医学会和云南省抗癌协会神经外科专业委员会 常委

云南省医师协会、医院管理协会神经外科专业委员会 委员

从事神经外科临床、教学和科研工作 30 余年，研究方向为神经肿瘤的基础研究和临床治疗，对神经外科疾病的诊治有较深的造诣，尤其擅长颅脑及脊柱脊髓高难、复杂肿瘤的显微外科手术治疗。迄今已发表学术论文 34 篇，主持省厅级课题 2 项，参与编写著作 2 部，获发明专利 3 项。

口腔肿块不太疼，警惕癌症来敲门

编前按

　　口腔，作为我们日常饮食、交流的重要器官，其健康与否直接关系到我们的整体健康状态，在繁忙的生活中，我们时常忽视了对口腔健康的关注。

　　口腔癌，与其他癌症一样，具有一定的隐蔽性，容易被忽视，许多患者在发现时已经是中晚期，作为一种发生在口腔内部的恶性肿瘤，其危害不容小觑。

　　今天，我们就来深入了解口腔癌的相关知识，提高大家的防范意识。

癌要怎么说出口

　　2024 年 4 月，66 岁的马阿姨发现左侧口腔顶部长了一个包块，伴口舌干燥。因为没有疼痛感，在家人反复建议下才至医院就诊，经过一周的检查、取材、活检，医生给出了疑似口腔恶性肿瘤的诊断。当听到"口腔癌"三个字时，一家人都蒙了，犹如晴天霹雳，马阿姨整个人万念俱灰。一向身体健康，感冒发热都很少有过的人，怎么会患上癌症了呢？在这个谈癌色变的年代，都说哪里有肿块切哪里，但这"口腔癌"总不能切口腔吧，还是在口腔里挖一个洞口？全家人陷入焦虑的情绪状态，甚至亲戚朋友问这具体是什么疾病，都不知道怎么开口解释。家人积极多方打听、在网上查阅资料，才得知口腔癌在当地很罕见，这种疾病手术过程极为复杂，此类病例也极为稀少，都建议到上级医院检查及治疗。

走出阴霾获新生

到上级医院后，经过一系列的检查，马阿姨确诊为左口咽恶性肿瘤，综合主管医生意见，马阿姨和家人决定选择手术治疗。在家人的鼓励及支持下，通过详细了解口腔癌的相关知识、与医生沟通治疗方案，马阿姨逐渐调整心态，接受现实，并开始同意积极配合医生的治疗。在医生的努力、护士的精心照护、家属的安慰和支持下，马阿姨在术后第 7 天拔除了气管套管，在术后第 12 天前往普通病房继续治疗。慢慢地，马阿姨觉得"癌症"这个词并没那么可怕了。经过规范的治疗，马阿姨顺利康复出院，抗癌之路首战告捷。

专家科普

口腔癌是头颈部常见的恶性肿瘤之一，口腔癌的具体发生部位包括唇，口底，舌，上、下牙龈，磨牙后三角区，腭部及黏膜，全球每年新增病例约 30 万，新增死亡病例 13 万，近年来的患病率呈逐年上升趋势。目前，口腔癌的治疗方式仍是以手术为主的综合治疗。口腔位置特殊，涉及许多重要的功能结构，手术创面大，术后往往会导致患者出现不同程度的进食、发声、呼吸功能障碍，因此口腔癌患者术后需要鼻饲饮食及尽可能保持头部制动，尽早下床活动，主动咳痰、锻炼吞咽动作，并且术前需要患者高蛋白饮食、保持口腔卫生、戒烟、戒酒、锻炼在病床上如厕等。

我们呼吁广大群众，要戒烟、限制饮酒，避免咀嚼槟榔及义齿的摩擦，饮食均衡，减少高脂肪、高糖、高盐食物的摄入，增加新鲜蔬菜、水果的摄取。同时要定期进行口腔检查，做到早发现、早诊断、早治疗。对于癌前病变，如口腔黏膜白斑、红斑、扁平苔藓等，应密切观察，积极治疗，防止其恶变。对已确诊的口腔癌的患者，应采取积极有效的治疗措施，如手术、放疗、化疗等，以提高治愈率，延长生存期，加强康复治疗，包括口腔功能的恢复、心理辅导等，提高患者的生活质量，定期随访，监测病情变化，及时发现可能的复发或转移，以便进一步治疗。

专家简介

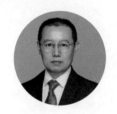

孙传政

昆明医科大学第三附属医院 云南省肿瘤医院头颈外二科主任，医学博士，主任医师，博士研究生导师。

云南省中青年学术与技术带头人，云南省医学领军人才，云南省医学学科带头人，云南省头颈肿瘤基础与临床研究省创新团队负责人，云南省"万人计划"名医，云南省张陈平专家工作站负责人，享受云南省政府特殊津贴。

主持国家自然科学基金项目 6 项，其他科研项目 10 余项，累积科研经费近 1000 万。以第一或通讯作者发表论文 100 余篇，其中 SCI 论文 28 篇，主译头颈肿瘤专著一部、参编专著 3 部。培养博士 7 名、硕士 29 名。先后获得云南省科技进步特等奖（2016 年度）和二等奖（2022 年度）各一项。

从恐慌到平常心，与病魔的勇敢抗争

编前按

　　小洋（化名）是一位人民警察，自投身警界以来，始终如磐石般坚守在岗位上，忠诚无悔。然而，命运却在 2022 年 9 月无情地捉弄了他。初闻噩耗时，他心如刀绞，恐惧与无助交织。忧虑自己的警察生涯会因病终止，生命之灯将就此熄灭。但身为警察的他，骨子里的坚韧与毅力不允许他轻言放弃。在亲友的鼓励下，小洋重拾勇气，踏上了漫长的治疗之路。治疗之路艰难而痛苦，化疗的不良反应让他身心疲惫。然而，他始终保持着乐观的心态，积极配合治疗，坚韧地忍受着一切，并逐渐学会了用平和的心态面对疾病，不再被恐惧所束缚。经过不懈的努力，小洋的身体逐渐恢复了生机。虽然仍需定期检查和巩固治疗，但他已能够重返岗位，继续履行警察的使命。

病魔突袭，平凡生活的骤变

　　我叫小洋，今年 26 岁，恶性淋巴瘤患者，是一名警察。在熙攘的城市中，我的生活曾像一部普通的都市剧，平凡却充满温馨。然而，2022 年 9 月的一个清晨，第一缕阳光尚未洒向大地时，一场突如其来的变故却如暗流涌动，悄然改变了我的生活轨迹。如往常一样醒来，却感到身体有些异样，我摸了摸额头，微微发热，心中不禁掠过一丝不安。我的身体开始出现发热、寒冷、咳嗽、咳黄痰等不适症状。起初，我以为只是普通的感冒，但随着时间的推移，症状并未好转，反而越发严重。2022 年 9 月 14 日，天空灰蒙蒙的，仿佛预示着即将到来的风雨。我躺在医院的病床上，目光紧紧盯着手中的那份胸部扫描报告，每一个字都像是针尖般刺痛着我的心"肺部感染，纵隔多发淋巴结肿大"。这个消息如同一道惊雷，在我和家人的心中炸响，瞬间将我们推入了深渊。我的眼中满是惊恐与无助，无法接受这个残酷的现实。我曾以为，这个病魔离自己很远，可如今却切实地发生在自己身上。自己本来拥有的是一份平凡而美好的生活，但现在，这个突如其来的噩耗将我所有的梦想和希望都击得粉碎。在接下来的日子里，我的生活仿佛陷入了无尽的黑暗。我每天都在接受各种检查和治疗，但身体的状况却并没有明显好转。咳嗽越来越频繁，咳痰也变得越发困难。我时常感到胸闷、气短，仿佛连呼吸都成了一种奢侈。

为了进一步了解病情，医生为我安排了更细致的身体检查。在等待结果的那段时间里，我的心中充满了焦躁和不安。我害怕面对那个可能的结果，但又无法逃避。那种无助和恐慌的感觉让我几乎无法承受。终于，活检结果出来了——恶性淋巴瘤。这个消息如同一记重锤，再次击中了我的心。我呆呆地坐在病床上，眼泪无声地滑落。我不敢相信自己竟然会患上如此严重的疾病，我感到自己的未来仿佛被笼罩在一片黑暗之中。我开始陷入了低迷的情绪中，每天都在思考着自己的病情和未来的治疗。我不知道何时才能守得云开见月明，更不敢想象接下来将要面临的治疗和痛苦。我感到自己的生活仿佛失去了方向和意义，每一天都在煎熬中度过。

移植之旅，黑暗中的坚韧

尽管接受了治疗，我的身体状况并没有出现明显的转机。每一天，依然会时常感到身体的阵阵发热和不适，疼痛和疲惫仿佛成了我生活的常态。在主管医生的介绍下，我了解到这个病，除了化疗以外最好的治疗方法就是进行自体造血干细胞移植。因此，每天都积极配合医生的治疗，按时服药、定期检查，我的心中充满了战胜病魔的信念。通过多次化疗与移植准备，在 2023 年 5 月 18 日，我步入了那间充满科技气息的移植舱，开始了一场漫长而艰苦的抗肿瘤战役——自体造血干细胞移植。通过主治医生的介绍与讲解，我才知道所谓的自体造血干细胞移植就是通过大剂量的化疗清除体内的肿瘤细胞，再将造血干细胞移植到体内，重新构建正常造血功能和免疫系统。移植舱对于我来说，是一个全新的世界。这里没有窗外的阳光，没有熟悉的家人和朋友，只有四壁冰冷的舱体和无尽的黑暗与寂静。每当夜幕降临，孤独和恐惧就如同潮水般涌来，侵蚀着我的内心。然而，我并没有让这些负面情绪占据上风。我明白，这是一场考验，也是一场与病魔的战争。在移植舱的日子里，我开始寻找生活中的乐趣和希望。我会去回忆一本本曾经阅读过的书籍，让文字的力量温暖我的心灵。虽然在移植过程中发热、感染、口腔溃疡、腹泻、恶心、呕吐等不良反应接踵而至，但是每当我感到疲惫和绝望时，那些曾经给予过我力量和勇气的人和事就会浮现在我的脑海中。我想起家人的关心和支持，想起朋友的鼓励和陪伴，想起那些为了战胜病魔而付出努力的人们。这些美好的回忆让我重新找回了信心和勇气，我告诉自己，不能就这样放弃，我必须坚持下去。移植舱内医护人员的鼓励和支持也给了我很大的力量，他们不仅提供了专业的治疗和护理，还时常安慰、鼓励我。每一次的检查和治疗，他们都细心地照顾着我的身体和情绪。他们的关心和照顾让我感到温暖和安慰，也让我更加坚定了战胜病魔的信念。

涅槃重生，警徽下的力量

2024 年的我处于移植后恢复阶段。经过近一年的艰苦治疗，我的病情终于得到了有效的控制。康复后的我，如同凤凰涅槃，焕发着更加耀眼的光芒。我身穿笔挺的警服，胸前熠熠生辉的警徽在阳光下闪烁着坚定的光芒。我的眼神中透露着不屈与坚毅，仿佛在说："病魔虽强，但我更强！"我回到岗位，积极参与各项工作，用实际行动诠释着"为人民服务"的宗旨。无论是巡逻执勤，还是调解纠纷，我都尽心尽力，一丝不苟。我穿梭在城市的每一个角落，为人民群众的安全保驾护航。在警队里大家都讲述我与病魔抗争的故事，激励着每一个战友。我用自己的经历告诉大家：只要心中有信念，身体有力量，就一定能够战胜一切困难，为人民的安全和幸福贡献自己的力量。

这场与病魔的抗争，让我对生命有了不一样的感悟，无论遇到多大的困难和挑战，只要我们积极配合并且保持积极向上的心态，勇敢面对，就一定能够战胜。希望我的坚韧和勇敢，能激励更多的人去追求自己的梦想，去为人民的幸福安康贡献自己的力量。

专家科普

淋巴瘤是血液科常见的肿瘤疾病之一。主要起源于淋巴结和淋巴组织，其发生大多与免疫应答过程中淋巴细胞增殖分化产生的某种免疫细胞恶变有关，是免疫系统的恶性肿瘤。主要分为霍奇金淋巴瘤（HL）和非霍奇金淋巴瘤（NHL）。按照"世界卫生组织淋巴系统肿瘤病理分类标准"，目前已知淋巴瘤有近 70 种病理类型，对于不同淋巴瘤类型的患者，治疗的原则不同，治疗方案和疗程也不同；即便是同一种类型，对于不同的分期、发病部位和预后因素、不同年龄的患者，治疗也不完全相同；血象、肝肾功能、心脏疾病、糖尿病、肝炎等都会影响治疗方案的选择和药物剂量的调整。尽管临床表现多样，诊疗过程复杂，不易被早期诊断，但是幸运的是，淋巴瘤已经成为极少数可以被治愈的恶性肿瘤之一，尤其自20世纪90年代起，淋巴瘤的基础研究、临床诊断和治疗成为恶性肿瘤中进展最快的领域之一，目前通过化疗或者联合放疗，大部分淋巴瘤患者有希望得到治愈或者实现长期生存，甚至分期晚、症状重的一些病例，在正确治疗后效果仍然令人满意。上述患者只是众多恶性淋巴瘤患者中的一个代表，通过前期的自身准备与化疗，具备了造血干细胞移植的条件并且成功进行移植。虽然目前该患者的肿瘤已得到缓解，但是并非就彻底根除了肿瘤细胞，这种缓解只是一种临床意义上的初步治疗成功，实际上此时患者体内还残留几十万甚至上百万的肿瘤细胞，只是用普通的CT、B超甚至PET/CT和血液学检查难以检测到而已。因此，淋巴瘤患者治疗结束后绝不能掉以轻心，仍然需要定期复查。通常治疗结束后的前两年复发的风险比较高，因此复查的频率要高一些，一般3～4个月复查一次，2年后可半年复查一次，5年后可改为每年复查一次，终身坚持。

专家简介

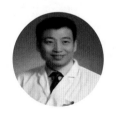

王小沛

北京大学肿瘤医院移植与免疫治疗病区主任，北京大学肿瘤医院云南医院 云南省肿瘤医院 昆明医科大学第三附属医院血液科主任，副主任医师。

社会任职：
中国老年肿瘤学会淋巴血液分会 委员
中国临床肿瘤学会（CSCO）抗淋巴瘤联盟 委员
北京医学会血液学分会 委员

中国自体造血干细胞移植工作组 组长

海峡两岸血液病学专委会 委员

北京医学会血液分会 委员

德国科隆大学医院血液科访问学者，主要从事循环系统疾病的诊断和治疗工作，尤其是在恶性淋巴瘤临床诊断与治疗、淋巴瘤等实体肿瘤的造血干细胞移植以及细胞免疫治疗等方面具有丰富的工作经验。